·中医名家经方治验丛书·

呼吸病经方治验

主编 钟相根 潘 霏 闻晓婧

中国医药科技出版社

内 容 提 要

本书为《中医名家经方治验丛书》之一，系统整理了诸多中医名家应用经方治疗呼吸病的临床验案。本书分为上、中、下三篇，上篇为西医疾病篇，介绍了名家治疗急性上呼吸道感染、急性气管-支气管炎、肺炎、支气管哮喘、支气管扩张、慢性支气管炎、慢性肺源性心脏病等呼吸病的经验；中篇为中医病证篇，介绍了名家治疗感冒、咳嗽、哮病、喘病、肺痈、肺胀、肺痨、悬饮、鼻炎的经验；下篇为常用经方篇，总结了治疗呼吸病经常用到且疗效显著的经方。

图书在版编目（CIP）数据

呼吸病经方治验／钟相根，潘霏，闻晓婧主编．—北京：中国医药科技出版社，2016. 1（2024.12重印）

（中医名家经方治验丛书）

ISBN 978-7-5067-8050-6

Ⅰ. ①呼…　Ⅱ. ①钟…②潘…③闻…　Ⅲ. ①呼吸系统疾病-经方②呼吸系统疾病-中医疗法　Ⅳ. ①R289. 2②R259. 6

中国版本图书馆 CIP 数据核字（2015）第 311461 号

美术编辑　陈君杞
版式设计　郭小平

出版　中国医药科技出版社
地址　北京市海淀区文慧园北路甲 22 号
邮编　100082
电话　发行：010-62227427　邮购：010-62236938
网址　www. cmstp. com
规格　710×1000mm 1/16
印张　13¾
字数　158 千字
版次　2016 年 1 月第 1 版
印次　2024 年12月第 2 次印刷
印刷　河北环京美印刷有限公司
经销　全国各地新华书店
书号　ISBN 978-7-5067-8050-6
定价　45.00 元

《中医名家经方治验丛书》

编 委 会

《呼吸病经方治验》

编委会

主　编　钟相根　潘　霏　闻晓婧

副主编　郑子安　王青青　张晓晶　杨晓敏

编　委（按姓氏笔画排序）

王青青　邓秀兰　邓慧芳　刘　娟

刘倩倩　李　配　李耘洲　杨晓敏

张晓晶　郑子安　赵娜妹　钟相根

闻晓婧　韩　军　曾百惠　路琼琼

潘　霏

出版者的话

本套丛书所言“经方”专指《伤寒论》《金匮要略》中的方剂，即张仲景方。

张仲景所创方剂，首首精当，方方奇妙，被誉为“医方之祖”，一直以来，备受名家推崇。举凡中医大家，无不服膺仲景之学，精研仲景之书，善用仲景之方。

为了更好地总结经方应用成果，探索经方应用规律，我社组织专家教授编写了本套《中医名家经方治验丛书》。丛书共8个分册，分别为：呼吸病经方治验、心血管疾病经方治验、消化病经方治验、泌尿系疾病经方治验、内分泌代谢病经方治验、神经精神疾病经方治验、妇科疾病经方治验、肿瘤经方治验。

本套丛书全面收录了刘渡舟、关幼波、邓铁涛、张琪、何任、祝谌予、颜德馨、李今庸等中医名家临床应用经方的经典案例及治疗心得，最后，对临床各科经常用到的经方予以归纳总结，具有很强的实用性和文献参考价值。

希望本套丛书的出版，能加深读者对经方的理解和认识，提高诊疗水平，更好地服务于临床。

中国医药科技出版社

2016年1月

目录

上篇　西医疾病篇

中篇 中医病证篇

下篇 常用经方篇

上篇

西医疾病篇

第一章　急性上呼吸道感染

急性上呼吸道感染（acute upper respiratory tract infection）简称上感，为外鼻孔至环状软骨下缘包括鼻腔、咽或喉部急性炎症的概称。主要病原体是病毒，少数是细菌。发病不分年龄、性别、职业和地区，免疫功能低下者易感。通常病情较轻、病程短、可自愈，预后良好。

诊断要点：仅表现上呼吸道卡他症状和鼻、咽腔充血水肿及分泌物；扁桃体肿大充血，表面可见黄色点状脓性分泌物；喉部水肿以及颌下淋巴结肿大、压痛等体征。周围血在病毒感染时白细胞计数正常或偏低，淋巴细胞比值升高；细菌感染时白细胞计数增高，中性粒细胞比值升高，并有核左移。病毒分离及病毒抗体检测、细菌培养阳性可做出病因诊断。胸部 X 线阴性。

西医以对症治疗为主，适当选用抗菌、抗病毒药物。常用药物有：解热镇痛类药、伪麻黄碱、青霉素、第一代头孢菌素、大环内酯类和喹诺酮类等。

急性上呼吸道感染属中医“感冒”“时行感冒”等范畴，本病邪在肺卫，病机以卫表不和为主，辨证属表、属实，但有寒热之异，治疗时当区分。

案 1　胡希恕柴胡桂枝汤合半夏厚朴汤加生石膏案

张某，女，27 岁。

初诊日期（1965 年 9 月 24 日）：一月来感冒，头晕、咽痛、咽痒、鼻塞、流涕等反复出现，前医曾诊为“秋燥”、风热束肺，用薄荷喉片、六神丸、桑菊饮、银翘散等治疗，症状不减反越来越重，因而找胡老会诊。近症：头晕，头痛，背痛，恶寒，咽痒而咳，咯痰困难，晚上尤甚，口苦咽干，舌苔薄白，脉弦细数。胡老辨证为三阳合病挟饮，为柴胡桂枝汤合半夏厚朴汤加生石膏方证。

柴胡四钱　党参三钱　半夏四钱　黄芩三钱　桂枝三钱　白芍三钱　厚朴三钱　苏子二钱　茯苓三钱　炙甘草二钱　生石膏一两半

上药服3剂，头晕、头痛、口苦解，背痛、咳嗽减未已，仍微恶寒，脉已不数，与桂苓五味姜辛夏杏甘草汤，服6剂症已。

【原按】

此患者初起为鼻炎、咽炎，西医诊断为上呼吸道感染，中医惯称感冒、伤风。前医称为“秋燥”，而用清凉解表久不效，是因辨证不准，方药不对证。转至胡老会诊时，呈三阳合病挟饮，故以柴胡桂枝汤加生石膏和解三阳，并加半夏厚朴汤化饮降逆，使三阳证很快得解。后以桂苓五味姜辛夏杏甘草汤化痰降逆，遂使病愈。可见感冒、伤风并非只现表证，如不仔细辨证，凡见感冒悉用辛凉或辛温发汗解表，徒伤津液，伤人体正气，使病情迁延、加重，惟有以六经辨证，辨清方证，才能做到药到病除。

摘自：冯世纶．中国百年百名中医临床家丛书——胡希恕［M］．北京：中国中医药出版社，2001：8.

案2　郭子光小柴胡汤、白虎汤合小陷胸汤、苇茎汤案

雷某，男，59岁，成都市人。2005年2月1日上午初诊。

病史：患者素有“慢性支气管炎”。此次于1周前受凉突然发热、恶寒、咳嗽、气喘，就近到某医院急诊，查体温38℃，血象不高，诊断为“上呼吸道感染”（其他检查内容，患者陈述不清），现已注射青霉素5天，

未退热。昨天上午体温 39℃，服解热药片（药物不明），暂时退热，下午又高热，且喘咳不能平卧，感到西药效果不佳，今由其妻搀扶前来就诊。

现症：日前发热，恶风寒，身酸软乏力，汗出，口渴，口苦，心烦，咳嗽，痰白黏稠，气喘不能平卧，小便短黄，大便正常。察其体质壮实，神倦气促，痛苦病容，面唇红干，舌质红，苔边白中黄厚少津，脉浮滑数。查体温 38.6℃。

辨治：患者发热、恶风寒、身酸软为太阳表证未解；汗出、口渴、面唇红干、苔黄厚少津为阳明热盛伤津；口苦、心烦提示少阳见症。胸中为太阳之里，阳明之表，而心肺居胸中，故太阳、阳明病多心肺病，且温邪上受，首先犯肺。故本案咳、痰、喘诸症，是太阳表邪化热入里，与温邪相合，郁于胸中所致。其脉主表，数则为热，滑则为痰。乃三阳合病，寒温合邪，痰热壅滞之证，用小柴胡汤、白虎汤为主合小陷胸汤、苇茎汤化裁与服。

处方：柴胡 20g　黄芩 20g　法半夏 15g　防风 15g　生石膏 40g　知母 15g　瓜蒌壳 15g　金银花 30g　苇茎 30g　桃仁 15g　鱼腥草 30g　白花蛇舌草 30g　甘草 5g

每日 1 剂，服 2 剂，每剂煎两次，首次淡煎，二次浓煎，两次药液混合，分 4 次（日 3 次夜 1 次）与服。

二诊（2005 年 2 月 3 日）：上方 2 剂服毕，热退身凉，喘咳缓解能平卧，痰易咳出。口仍渴，二便调。察其精神好转，呼吸平匀，苔薄黄少津，脉转沉细。提示寒温邪去，痰热未尽，气阴亏损。用小陷胸汤、千金苇茎汤加减，清热肃肺，益气生津治之。

处方：黄芩 20g　瓜蒌壳 20g　法半夏 15g　苇茎 30g　薏苡仁 30g　桃仁 15g　沙参 30g　麦冬 20g　鱼腥草 30g　白花蛇舌草 30g　甘草 5g

每日 1 剂，服 4 剂，每剂浓煎两次，3 次分服。

附记：1 周后，患者妻子来告，上方服毕 4 剂后痊愈上班，为稳妥又配二诊方 3 剂。

【原按】

本案为寒温合邪、三阳合病，是寒温之邪首先犯肺引起痰热壅滞，故在小柴胡汤、白虎汤的基础上加减。笔者临床观察体会，上呼吸道感染多是细菌、病毒、支原体等混合感染，有时用抗生素疗效不满意，而用中医确可取得较好疗效。

摘自：杨殿兴，罗良娟，邓宜恩等．四川名家经方实验录［M］．北京：化学工业出版社，2006：334-335.

案 3　李寿山麻黄升麻汤案

韩某，女，50 岁，干部。

病人以往体健，育一男二女，经水尚未断绝。近六年来，经常头昏脑胀，面部烘热汗出，口燥咽干，但不欲饮，口舌时有糜烂溃疡，胸闷烦热，心神不安，少寐多梦。半月前外感风寒，发冷热，头痛，身痛，服羚翘解毒丸等药，表未解，且增咽痛，泛恶欲吐，大便溏薄，日二三行。曾就诊于西医，诊断为上呼吸道感染，自主神经功能紊乱。肌内注射青霉素，口服解热片、镇静剂等不愈，迁延三周不解。于 1981 年 12 月 1 日来诊。

诊脉两寸弦大，关尺细弱，舌红尖赤、根部苔白腻，咽红而不肿，体温 37.8 ℃，血压 140/90mmHg，白细胞总数 12.8×10^9/L，余无异常。脉证合参，证系素有阴虚火旺，复感风寒外闭，表邪郁久不解，内外合邪，以致虚实兼夹寒热错杂。治以外宣郁阳，内调寒热，益气养阴，清上温下兼顾之法，方用麻黄升麻汤加减：炙麻黄、升麻各 7.5g，干姜 5g，桂枝、白芍、白术、茯苓、党参、天冬、玉竹各 15g，生石膏 25g，知母、甘草各

10g。水煎服，2剂。

复诊：药后冷热咽痛、头痛身痛等症皆除，仍有面烘汗出、胸中烦热、夜不安寐、咽干口苦、泛恶不欲饮食等症。体温37.2℃，舌红略干、腻苔已退，脉转浮滑。此郁阳已宣，寒热小和，尚有余热未清、阴虚火旺之证，继进清热和胃、益气养阴法，拟小剂竹叶石膏汤加青蒿、知母3剂而安。后用百合地黄汤加知母、生牡蛎10余剂，面烘烦热、汗出口干诸症相继消失，嘱服二至丸以善后，随访半年，一切正常。

【原按】

麻黄升麻汤方载于《伤寒论》厥阴篇第357条，原治厥阴误下、上热下寒、虚实互见、阴阳错杂之证。历代医家对此方多持怀疑态度，认为方药杂乱，非仲景之方，因而弃之不用，甚为可惜。余验之临床，凡具有清阳被郁、虚火妄动，而见上热下寒诸证者，随症加减，常有奇效。考金元医家李东垣所创升阳散火诸方，亦从此方衍化而出，不过东垣方着重补脾胃，升阳气而泻阴火，仲景方重在宣达郁阳，和营养阴，清上温下，是其不同处。而升阳散火其义类同，上述之案可见一斑。至于麻黄升麻汤是否仲景方，实无争论必要，当以临证用之有效为准。从麻黄升麻汤的组成看，寒热并用，补泻兼施，正是仲景立法处方之常法，毋庸置疑。我辈当师古法而不泥于古，随证变通，古方今用，是符合唯物辩证法的。

摘自：李寿山．麻黄升麻汤治验［J］．新中医，1984（7）：46.

案4　姜春华桔梗甘草汤合小柴胡汤案

周某，女，10岁。连续发高热三天未退，体温40.5℃，注射青霉素及内服四环素热度未见下降，咽喉疼痛，喉部红，充血，并见滤泡，至五官科医院检查为急性咽喉炎，注射红霉素，体温未见下降。以桔梗甘草汤加减：桔梗9g，生甘草6g，蒲公英15g，板蓝根15g，柴胡15g，黄芩9g，山豆根 15g，炒谷、麦芽各 9g，方 3 剂。

当晚服药 1 剂后，体温下降至 38.6℃，但发现有腹泻，分析可能为药味苦寒，加生姜 5 片以矫正药性。第 2 日服药第 2 剂后，头出汗，体温从 38.6℃下降到 37.6℃，喉头红肿面积缩小，仅剩中间一块。3 剂药尽，体温下降至 37.2℃，咽喉不痛，红肿全消。

【原按】

本例为急性咽喉炎，故以桔梗汤及小柴胡汤加减；其中山豆根、板蓝根性味苦寒，配蒲公英用于咽喉肿痛、热毒炽盛之证，故可辅佐桔梗汤解毒、利咽、消肿，药仅三剂，病果痊愈。

摘自：姜春华. 经方应用与研究［M］. 北京：中国中医药出版社，1994：322-323.

案 5　聂惠民小柴胡汤合白虎汤案

赵某，男，13 岁，1998 年 5 月 29 日初诊。

发热三天，初起发热恶寒，体温 39.8℃～40.5℃，午后热重，服抗生素与解热药，汗出热退，随后身热又起，且咽痛、便秘。查：咽喉红肿、扁桃体肿大，舌质红、苔薄白、根部黄厚，脉浮弦数。证属少阳阳明并病，治取两经并治，拟柴胡白虎汤加板蓝根、桔梗。水煎温服，进药 4 剂，热退而愈。

【原按】

浮数而有弦象为少阳之脉，高热、午后热重、汗出热退随后身热又起为阳明热证的主要表现，故辨证为少阳阳明并病，治取两经并治，用柴胡白虎汤。柴胡白虎汤即小柴胡汤与白虎汤的合方，以小柴胡汤和解少阳，以白虎汤清阳明之热。因伴有咽喉红肿、扁桃体肿大，故于方中加板蓝根、桔梗清热解毒利咽之品，进药 4 剂，热退而愈。

摘自：聂惠民. 名医经方验案［M］. 北京：人民卫生出版社，2009：204.

第二章 急性气管-支气管炎

急性气管-支气管炎（acute tracheobronchitis）是由生物、物理、化学刺激或过敏等因素引起的急性气管-支气管黏膜炎症。多为散发，无流行倾向，年老体弱者易感。临床症状主要为咳嗽和咯痰。常发生于寒冷季节或气候突变时。也可由急性上呼吸道感染迁延不愈所致。

诊断：起病较急，常有急性上呼吸道感染的症状；常有刺激性干咳，咯少量黏液性痰，伴胸骨后不适感；伴有细菌感染时咳嗽剧烈，咯痰量较多，为黏液性或黏液脓性痰，偶尔痰中带血；全身症状较轻，体温一般不超过38℃；两肺呼吸音粗，有时可闻及散在湿啰音，在咳嗽、咯痰后消失；胸片检查，可见肺纹理增多或正常；排除肺炎、肺结核、支气管肺癌、支气管内膜结核等病。

西医治疗常用药物：右美沙芬、喷托维林（咳必清）、盐酸氨溴索、溴己新（必嗽平）、桃金娘油提取物、茶碱类、大环内酯类、青霉素类等。

急性气管-支气管炎属于中医的“咳嗽”“喘病”范畴，多因感受六淫之邪，尤其是风寒、风热之邪，导致肺的宣降功能失常，肺气不利而出现咳嗽、咯痰，或喘息或伴有恶寒、发热等表证。

案1　周仲瑛麻杏石甘汤案

赵某，女，39岁。去年因冒大风暴雨，致患咳喘，虽经治疗，迁延40多天方平。今年4月7日因沐浴受寒，次日咳喘大作，经用青霉素、止咳药，中药宣肺化痰剂、温肺化饮剂均未控制，于4月18日入院。

诊时咳嗽气急，吐痰淡黄而稠，兼有泡沫，胸闷不畅，恶寒发热无汗，头痛，口干，饮水不多，溲黄，舌尖红，舌苔中根腻，上罩淡黄，脉小滑数。体温38.7℃，周围血白细胞计数11.1×10^9/L，中性82%，淋巴15%，胸透（-）。

辨证施治：风寒外束，痰热内郁，肺失宣降。拟解表清里，宣肺化痰，师麻杏石甘汤意。药用：炙麻黄3g，石膏30g，杏仁10g，甘草2g，薄荷3g（后下），前胡6g，桔梗5g，橘红5g，枇杷叶10g。

服1剂，午后身热降至38℃，夜半热平寒罢，微有汗出，头痛已。翌日治守原意，下午身热一度至37.5℃。上方去薄荷，加法半夏6g，射干3g再服。咳嗽气急获减，第3日痰转黏白，量不多，微有痰鸣，寒热未作，舌苔白腻，原方去石膏，加苏子10g，药后咳喘俱轻，原方巩固，诸症平息，于4月23日出院。

【原按】

此即徐春甫所谓“有内热而外逢寒则发，脉沉数者，寒包热”之候。风寒外束，肺卫不和，则恶寒发热，无汗头痛；痰浊壅肺，内外相引，肺气失于清肃，则咳嗽咯痰，气急胸闷；痰热内蕴则咯痰稠黄，口干，舌苔中根腻罩黄，舌尖红，脉小滑数。药用麻黄、薄荷宣散外邪，石膏辛寒清热，温清并用，宣降兼施，佐以杏仁、前胡、桔梗、橘红、枇杷叶、甘草等化痰止咳平喘之品，外邪祛则寒热罢，痰热清则咳喘平。

摘自：单书健．古今名医临证金鉴·咳喘肺胀（卷上）［M］．北京：中国中医药出版社，1999：310-311.

案2　冯世纶射干麻黄汤案

康某，男性，49岁，1965年12月2日初诊。

1958年脊柱骨折后患喘息性支气管炎合并肺气肿。近1周受寒咳喘加重，喉中痰鸣，不能平卧，咳吐白黏痰、量多，头痛，背痛，口干不思饮，苔白腻，脉浮弦。

证属外寒内饮，与射干麻黄汤：

麻黄12g　射干10g　生姜12g　大枣4枚　紫菀10g　款冬花10g　细辛10g　五味子10g　清半夏15g。

上药服3剂咳喘减，稍能平卧。因口渴明显，汗出较多，上方加生石膏45g，服7剂咳喘明显减轻，可以平卧。

摘自：冯世纶，李惠治，张长恩，等．经方传真——胡希恕经方理论与实践［M］. 北京：中国中医药出版社，1994：99.

案3　谭日强麦门冬汤案

游某，男，15岁。患支气管炎，久咳不止，口干咽燥，其家曾疑为肺结核，经X线透视，心肺正常，膈肌平滑，运动自如，饮食尚可，大便干燥，舌红无苔，脉虚而数。

此肺胃阴液不足，虚火上炎所致。治宜生津润燥，滋养肺胃，用《金匮》麦门冬汤加减：麦冬12g，沙参15g，甘草6g，大枣3枚，粳米10g，去法半夏，加桑叶10g，石斛12g，枇杷叶10g，冰糖30g，梨汁一杯，服5剂，其咳遂止。

摘自：谭日强．金匮要略浅述［M］. 北京：人民卫生出版社，2006：123-124.

案4　姜春华大承气汤案

罗某，男，64岁。患哮喘病史9年，反复发作，近日发病，哮喘呈持续状态，曾用氨茶碱等多种平喘药及抗生素，未能缓解。患者咯痰稠黏色黄，脘腹胀满，大便秘结不通，舌质红，苔黄厚带黑，脉象滑数。西医诊断为哮喘性支气管炎合并继发感染、阻塞性肺气肿。

证属热结肠腑，肺失宣肃，治宜清热除滞，通腑降逆。

生大黄 9g　玄明粉 6g　川朴 9g　枳实 6g　开金锁 15g　麻黄 9g　百部 9g　碧桃干 15g　鱼腥草 30g

1 剂，浓煎 2 次，顿服。药后半小时，大便畅行，当晚喘平。

【原按】

本例哮喘辨证为“阳明腑实，浊气上逆”。本“肺与大肠互为表里”，治疗用大黄清热通腑，宣气降逆之法取效。遂改用益肾固本，培元纳气，调整善后。

摘自：姜春华．经方应用与研究［M］．北京：中国中医药出版社，1994：134.

第三章 肺 炎

肺炎（pneumonia）是指终末气道、肺泡和肺间质的炎症，可由病原微生物、理化因素、免疫损伤、过敏及药物所致。细菌性肺炎是最常见的肺炎，也是最常见的感染性疾病之一。在抗菌药物应用以前，细菌性肺炎对儿童及老年人的健康威胁极大，抗菌药物的出现及发展曾一度使肺炎病死率明显下降。但近年来，尽管应用强力的抗菌药物和有效的疫苗，肺炎总的病死率不再降低，甚至有所上升。

诊断：起病急，有寒战、发热、胸痛、咳嗽、咳痰，出现脓性痰或血痰等症状；血常规可以显示白细胞增多，中性粒细胞比例增高和核左移现象；X线检查：一侧或两侧肺野炎性浸润阴影。可通过支气管分泌物培养判定细菌种类，如肺炎球菌、链球菌或金黄色葡萄球菌等。

西医治疗常用药物：青壮年和无基础疾病的社区获得性肺炎患者，常用青霉素类、第一代头孢菌素等；对耐药肺炎链球菌可使用氟喹诺酮类（莫西沙星、吉米沙星和左氧氟沙星）；老年人、有基础疾病或需要住院的社区获得性肺炎，常用氟喹诺酮类，第二、三代头孢菌素，β-内酰胺类/β-内酰胺酶抑制剂，或厄他培南，可联合大环内酯类；医院获得性肺炎常用第二、三代头孢菌素，β-内酰胺类/β-内酰胺酶抑制剂，氟喹诺酮类或碳青霉烯类。

肺炎属于中医学“伤寒”“温病”“咳嗽”“喘”等范畴。多由感受风寒之邪，寒邪入里化热，或受风热之邪，导致肺的宣降功能失常所致。若病邪在表，营卫不和，肺失宣降，则可出现恶寒，发热，咳嗽等；若热邪壅肺，可见发热，咳嗽，咳黄痰，甚或痰中带血；若热入阳明，则可见发热，汗出，不恶寒反恶热，咳嗽，咳黄痰等。

案1　刘渡舟桂枝加厚朴杏子汤案

刘某，男，33岁，内蒙古赤峰人。1994年1月5日初诊。

感冒并发肺炎，口服“先锋4号”，肌内注射“青霉素”，身热虽退，但干咳少痰，气促作喘，胸闷。伴头痛，汗出恶风，背部发凉，周身骨节酸痛，阴囊湿冷。舌苔薄白，脉来浮弦。证属太阳中风，寒邪迫肺，气逆作喘。法当解肌祛风，温肺理气止喘。

桂枝10g　白芍10g　生姜10g　炙甘草6g　大枣12g　杏仁10g　厚朴15g

服药7剂，咳喘缓解，仍有汗出恶风，晨起吐稀白痰。上方桂枝、白芍、生姜增至12g。

又服7剂，咳喘得平，诸症悉除。医院复查，肺炎完全消除。

【原按】

本案为中风表虚喘兼肺失宣降之证。太阳中风，迫肺气逆，失于宣降，故见咳喘、胸闷、头痛、汗出、恶风，为“表虚”之证。故治宜在解肌祛风之中，佐以降气平喘之法。大论曰：“喘家作，桂枝加厚朴、杏子佳。”本方以桂枝汤解肌祛风，用厚朴、杏子降气定喘，并能化痰导滞，为表里兼治之剂。临床用于治疗风寒表不解，而见发热、汗出、咳喘，屡屡获效。

摘自：陈明，刘燕华，李方．刘渡舟临证验案精选［M］．北京：学苑出版社，2007：22.

案2 蒲辅周射干麻黄汤案

谢某，男，8个月。因患感冒咳嗽2周，高热4天，经各种检查，确诊为：腺病毒肺炎。入院前2周咳嗽痰多，到第10天突然高热持续不退，伴呕吐挟痰奶等，纳差，大便色黄黏稠，日1~2次，精神萎靡，时而烦躁，入院后即用中药桑菊饮、葛根芩连汤加味、安宫牛黄散、竹叶石膏汤等内服均未效。

蒲老会诊：体温38℃~40℃，无汗，呕吐，下利，每日平均十多次，呼吸不畅，喉间痰阻，喘促膈动，面色苍白，胸胀微满，脉虚，舌红无苔。此属表邪郁闭，痰饮阻肺，正为邪遏之候。治宜辛温开闭，涤痰逐饮。方用射干麻黄汤加减。

射干2.1g　麻黄1.5g　细辛1.5g　五味子30粒　干姜0.9g　紫菀2.4g　法半夏3g　大枣4枚

进2剂后体温降至正常，烦躁渐息，微咳不喘，喉间痰减，呼吸较畅，面色渐荣，手足心润，胸腹已不满，下利亦减，脉缓，舌质红、苔少。郁闭已开，肺气未复。宜益气化痰为治，方宗生脉散加味。

沙参6g　麦冬3g　五味子20粒　紫菀2.4g　法半夏3g　枇杷叶3g　生姜3片　大枣2枚

进2剂后咳止。一切正常，观察四天痊愈出院。

【原按】

本案高热咳喘，迭投寒凉病不解。蒲老会诊详析病机，病发暮春，虽高热但无汗，面色苍白，喘满不渴，咽间痰阻，断为外寒内饮，遂以射干麻黄汤温肺开闭，涤痰化饮。方中麻黄、细辛、干姜祛寒邪、化痰饮；紫菀温肺豁痰止咳；射干利咽消痰；五味子敛肺气，与麻黄、细辛、干姜相反相成；半夏燥痰止咳降逆。盖药证相符，两剂即闭开热退，痰减饮蠲，可谓淋漓快捷。复以生脉散加味，益气养阴、化痰止咳而告痊。从是观之，只要辨证准确，立法遣方至当，加减深得要领。药少量轻，亦起大证，蒲老经验予吾辈以莫大启迪。

摘自：中国中医研究院编．蒲辅周医案［M］. 北京：人民卫生出版社，1972：193.

案3　郭子光桂枝加厚朴杏子汤案

吴某，男，2岁。

1周前因受凉感冒，出现咳嗽，痰多而清稀，流清鼻涕，夜间啼哭，未曾服药，继而上述症状加重，以“小儿肺炎”急诊入院。经西药抗感染治疗3天，未见明显好转。检查：患儿急性病容，面色青暗，精神萎靡，鼻翼煽动，容色青紫，咳声低微，呼吸短促，舌苔白滑，指纹淡滞。心音低钝，双肺满布干湿啰音，诊为风寒犯肺，营卫不和。治以祛风散寒，宣肺平喘，调和营卫为法，方用桂枝加厚朴杏子汤。

处方：桂枝6g　白芍6g　大枣3枚　生姜6g　甘草3g　厚朴6g　杏仁6g

服上方2剂悉平，后以六君子汤调理善后，5天后痊愈出院。

【原按】

小儿肺炎以热证居多，本案营虚卫弱，若按常法治疗，实难奏效，改用桂枝汤调和营卫，厚朴、杏仁降气平喘，标本同治，故收效满意。

摘自：周天寒，郭子光．应用经方验案［J］. 实用中医药杂志，1994（1）：6-7.

案4　范中林射干麻黄汤案

晏某，女，66岁。四川郫县某乡，农民。

病史：体质素虚，有咳嗽病史。1970年8月中旬遇风雨后，突然高热剧咳，头痛胸痛，气紧，吐黄稠痰。急送某医院，测体温 39.5℃，经胸透、验血，诊为“急性肺炎”。注射青、链霉素等，高热虽退，但咳嗽、气紧等症仍较重。同年 9 月初，由子女抬至成都就诊。

诊治：咳嗽不休，神疲面肿，气逆不能平卧，喉间痰鸣如水鸡声，痰壅盛，色黄。自觉胸腹微热，间有寒战。舌尖边红，苔微黄腻。此为风寒外邪侵犯肺卫，气机阻滞，肺失清肃，兼有郁热，邪聚于胸膈。证属太阳伤寒咳嗽，法宜宣肺降逆，止咳祛痰，以射干麻黄汤加减主之。

处方：射干 12g　麻黄 12g　辽细辛 3g　制紫菀 12g　制冬花 10g　法半夏12g　黄芩 10g　川贝 12g（冲）　甘草 15g

1 剂。上方服后，自觉胸部稍宽舒，咳喘略缓。原方再进 3 剂，咳喘郁热减，痰仍盛。去黄芩，加桔梗、云茯苓，又进 3 剂，诸证显著好转。嘱原方再进 3 剂，以资巩固疗效。

1979 年 7 月 21 日追访：患者现已 74 岁高龄，谈及当年病势沉重，经范老治愈，9 年来身体较好。现在还能步行到附近场镇赶集。

【原按】

《金匮要略》云：“咳而上气，喉中水鸡声，射干麻黄汤主之”。本案病属太阳伤寒，与射干麻黄汤证相合，故以此方加减治之。因风寒郁闭，微有热象，去五味之收，大枣之腻，生姜之辛；另加黄芩、川贝，以增强清肺化痰之效。

摘自：范开礼．范中林六经辨证医案［M］．北京：学苑出版社，2007：8-9.

案 5　陈瑞春桂枝汤案

曹某，男，13 岁，学生。1979 年 8 月 10 日就诊。

患孩以盗汗多来诊。询其病史，长期寝汗如洗，凡入睡后即遍身汗出。形体瘦小，饮食尚可，二便正常，脉缓弦细，舌苔薄白润。血常规：

白细胞 12×10^9/L，中性粒细胞 8%，淋巴细胞 60%。胸透肺纹理增粗，左肺有条状阴影。诊断为肺部感染。拟用桂枝汤加味：

桂枝 6g　白芍 6g　炙甘草 3g　生姜 3 片　大枣 3 枚　桑白皮 10g　生龙牡各 10g

每日 1 剂。水煎分 2 次服。

服 2 剂后，盗汗止，无任何不适，脉缓略弦。血象：白细胞 8×10^9/L，中性粒细胞 60%，淋巴细胞 20%。胸透：肺纹理增粗。

药已见效，再进 2 剂，以资巩固。服完 4 剂后。血象正常，胸透肺无异常。停药观察。半年随访，病未复发，一如常人。

【原按】

盗汗属于肺部感染或肺门淋巴结核者并不少见，尤以 3~5 岁小孩多见。一般视为炎症，多用西药抗炎、中药清热治疗，但疗效并不理想。本案经诊断为肺部感染，病机证候为营卫不和，故用桂枝汤加味取效。笔者治小儿寝汗多例，以桂枝汤加生龙、牡或加浮小麦、凤凰衣，均获良效。

摘自：陈瑞春．伤寒实践论［M］．北京：人民卫生出版社，2003：8.

案 6　吴佩衡麻疹后转“肺炎”虚寒重证三例案

其一：

罗某之子，年 3 岁，住昆明如意巷。

患儿于 1939 年 3 月患麻疹，住某医院治疗。因转变为肺炎，病势严重。该院认为病势危笃，已感束手，遂出院回家。当延余诊视之，患儿麻疹虽免，但脉搏沉细而紧，颜面含青黯之色，唇口紫乌而焦燥，舌苔白滑而厚腻，指纹青紫出二关，大便鹜溏，小便短赤。咳嗽喘促，声音嘶哑，午后及夜间发热，食少无神。据以上病情，已成为太少二阴虚寒重证，寒痰邪阴内壅，阳不足以运行，遂见以上症状。当即用四逆汤加肉桂、公丁香、法半夏、茯苓以扶阳抑阴治之。

附片 36g　干姜 15g　甘草 6g　公丁香 3g　法半夏 10g　茯苓 15g

次日复诊，据病家自述，服药后，旋即呕吐不少涎痰，大便泄泻数次。视其发热、咳嗽、喘促等症已减轻十之六七，且能熟寐，面唇青黯之色稍退，唇亦较润，仍照原方将附片加为 60g，去公丁香，加苍术 6g。

第三日续诊，据病家云，服药后又吐涎痰二次，发热已退，小便较长，泄泻亦止，喘促已平，并能进稀粥。视其面唇青黯已退去十之八九，唇转红润，白苔已退其半，小便虽黄而长，神食亦较增，声音已恢复正常，尚微咳稍喘，以四逆汤加砂仁、法半夏连服 2 剂。

附片 60g　干姜 15g　砂仁 6g　法半夏 10g

第五日续诊，面色已转红润，舌苔全退，喘咳已愈，再以四逆汤加北口芪 16g、潞党参 13g、砂仁 6g，连服 2 剂，食增神健，诸病痊愈。

其二：

朱某之女，年五岁，住昆明市晓东街。

于 1939 年春出麻疹，住某医院诊治，麻疹免后，转为“肺炎”，病势沉重，遂出院回家。延余诊视，见其脉来沉弱，面色青黯，唇口淡红而焦，舌苔白厚而燥，不渴饮，夜发潮热，形神瘦弱，咳嗽气短而喘促，腹痛食少。据以上病情，属于素禀不足，麻疹免后，正虚阳弱，寒湿内伏上逆于肺，阳不足以运行所致。法当温中扶阳，开提肺气，化痰止咳，以四逆二陈汤加味主之。

附片 50g　干姜 15g　法半夏 10g　陈皮 6g　茯苓 12g　肉桂 10（研末，泡水兑入）　砂仁 6g　细辛 3g　五味 2.5g　甘草 6g

次日复诊，喘咳已减轻，唇舌较润，面色青黯稍退，饮食略增，夜热已退，照原方再服 1 剂。

第三日续诊，喘咳止，精神饮食较增，白苔退去十之八九，唇舌已转红润，颜色青黯已退十之七八，续以四逆汤加砂仁、肉桂、茯苓连进3剂，津液满口，食增神健，诸病痊愈。

附片50g　干姜15g　肉桂6g（研末，泡水兑入）　砂仁6g　茯苓12g　甘草6g

其三：

杨某，住昆明大绿水河，有一女，生甫半岁。

于1958年春出麻疹，已灰，忽转“肺炎”，发热喘咳，喉间痰鸣，鼻翼煽动，面含青象，指纹青紫出二关，大便泻绿水，小便短赤。此系疹后元阳内虚，寒痰壅闭，肺肾之气不接，清肃不降而成是证，即以小青龙汤加附子主之。

附片30g　干姜12g　法半夏6g　细辛3g　麻黄3g　五味子1.5g　桂枝尖10g　杭芍6g　甘草6g

服后旋即呕吐涎痰盏许。

次日复诊，喘咳稍减，发热已退其半，再以四逆二陈汤加肉桂少佐麻绒、细辛主之。

附片50g　干姜12g　法半夏6g　陈皮6g　茯苓13g　肉桂20g（研末，泡水兑入）　甘草10g　炙麻黄绒3g　细辛2.5g

服后，又吐不少涎痰，喘咳已去十之八九，鼻煽痰鸣已止，大便转黄而溏，小便已较长而淡黄，并略进稀粥，颜面指纹已转红润，仍照原方去麻黄、细辛、陈皮，连服2剂而愈。

【原按】

“肺炎”系西医病名，中医则应分为肺热、肺寒或肺燥等证。针对寒热虚实之病情实据，灵活处方治疗。如一见“肺炎”，不辨寒热，动辄以清凉解毒之剂任意消炎，则贻误不浅矣。以上三例，均系体质虚寒，湿痰内盛而成肺炎寒极严重之证，故主以扶阳温化之剂，均奏全功。如系邪热肺燥之炎证，又当以养阴清肺生津润燥之剂治之，方能收效。

摘自：吴佩衡．吴佩衡医案［M］．云南：云南人民出版社，1979：106-109.

案7 俞长荣麻杏石甘汤案

邱某，患肺炎，高热不退，咳嗽频剧，呼吸喘促，胸膈疼痛，痰中夹有浅褐色血液，间有谵妄如见鬼状，请我及某医师会诊。患者体温40℃，脉象洪大。我拟给予麻杏石甘汤，某医师不大同意。他认为痰中夹血，难胜麻黄辛散，主张注射青霉素兼进白虎汤。我说，此证注射青霉素固未尝不可，但用之少量无效，大量则病家负担不起（时在20世纪50年代中期——编者注）。至于用白虎汤似嫌太早，因白虎汤清热见长，而平喘止咳之功则不若麻杏石甘汤。此证高热喘促，是热邪迫肺；痰中夹血，血色带褐，胸膈疼痛，均系内热壅盛肺气闭塞之故。正宜麻黄、杏仁宣肺气，疏肺邪；石膏清里热；甘草和中缓急。经过商讨，遂决定用本方。

石膏72g　麻黄9g　杏仁9g　甘草6g

水煎，分3次服，每隔1小时服1次。

服1剂后，症状减约十之七八。后分别用蒌贝温胆汤、生脉散合泻白散2剂，恢复健康。

【原按】

高热不退，脉象洪大，虽似白虎汤证，但思考突出表现有咳嗽频剧，呼吸喘促，胸膈疼痛，又不见大汗和口渴，仍为内热郁闭于肺之病机，断用麻杏石甘汤而取卓效。若误用白虎，非但喘不能平，且会导致热遏不散，而变证诸端。

摘自：俞长荣．伤寒论汇要分析［M］．福建：福建人民出版社，1964：50-51.

案 8　冯志荣苓甘五味姜辛半夏汤案

吴某，女，68 岁。

因左侧乳腺癌术后放疗而致放射性肺炎。咳嗽痰多而清稀，绵绵不断，口干，精神差，舌淡苔薄白，脉细。经详察舌脉，详观病状，认为此病属中医“痰饮”（支饮）范畴。“病痰饮者，当以温药和之”。

处方：苓甘五味姜辛半夏汤。

干姜 20g　细辛 10g　茯苓 15g　五味子 10g　半夏 10g　甘草 10g

2 剂即见效，咳嗽减，痰量变少，连续守方服用 2 月余，咳嗽、咳痰基本消失，精神大好。

【原按】

该患者为乳腺癌术后放疗而致放射性肺炎。咳嗽痰多而清稀，绵绵不断，口干，精神差，舌淡苔薄白，脉细。按一般思路，放射性肺炎均以养阴、清热、解毒为主。此患者在他医处确也服用此类药物，无奈收效甚微，咳嗽越加剧烈，痰越加多。经详察病况认为此患者因放射性照射，引起肺的宣降功能失调，而“肺为水上之源”，宣降失常，水湿内停，上干于肺，则为咳、为痰。从痰多清稀、绵绵不绝来看属中医“痰饮”范畴。予以苓甘五味姜辛半夏汤，正合“病痰饮者，当以温药和之”之训，药到病除，诸症日减。

摘自：杨殿兴，罗良娟，邓宜恩，等．四川名家经方实验录［M］．北京：化学工业出版社，2006：85-86.

第四章 支气管哮喘

支气管哮喘（bronchial asthma，简称哮喘）是由多种细胞（如嗜酸性粒细胞、肥大细胞、T淋巴细胞、中性粒细胞、气道上皮细胞等）和细胞组分参与的气道慢性炎症性疾病。这种慢性炎症与气道高反应性相关，常在夜间和（或）清晨发作、加剧，多数患者可自行缓解或经治疗缓解。支气管哮喘如诊治不及时，随病程的延长可产生气道不可逆性缩窄和气道重塑。因此，合理的防治至关重要。

诊断：

1. 反复发作喘息、气急、胸闷或咳嗽，多与接触变应原、冷空气、物理、化学性刺激、病毒性上呼吸道感染、运动等有关。

2. 发作时在双肺可闻及散在或弥漫性，以呼气相为主的哮鸣音，呼气相延长。

3. 上述症状可经治疗缓解或自行缓解。

4. 除外其他疾病所引起的喘息、气急、胸闷和咳嗽。

5. 临床表现不典型者（如无明显喘息或体征）应至少具备以下一项阳性：①支气管激发试验或运动试验阳性；②支气管舒张试验阳性；③昼夜PEF变异率≥20%。

符合1~4条或4、5条者，可以诊断为支气管哮喘。

西医治疗常用药物：β_2肾上腺素受体激动剂（沙丁胺醇、特布他林、非诺特罗、福莫特罗、沙美特罗、丙卡特罗）；抗胆碱药（异丙托溴铵、噻托溴铵）；茶碱类（氨茶碱、控释茶碱）；糖皮质激素（倍氯米松、布地奈德、氟替卡松、莫米松、泼尼松、泼尼松龙、琥珀酸氢化可的松、甲泼尼龙）；其他（孟鲁司特、氯雷他定、阿司咪唑、酮替芬）。

支气管哮喘属于中医学“哮病”“喘病”“咳嗽上气病”“痰饮病”的范畴。其病位在肺，可累及脾、肾、心，病理因素以痰为主。先天禀赋不足，肾精或肾气亏虚是本病发病的基础。常因感受外邪或饮食不当而导致肺的宣降功能失常，痰饮内壅而导致喘息喉鸣。

案 1　郭子光小青龙加石膏汤案

毛某，男，12 岁，学生。

6 年前因受凉感寒，出现恶寒，发热，咳嗽等症，未曾服药，继而症状加重，更见喘促，当即去医院诊治，经服药症状缓解，后因故未继续医治。以后每次受凉均出现气喘、咳嗽、吐痰，甚则夜不能卧，一年四季经常发作，以冬季为甚。西医诊断为“支气管哮喘”。发作时一般用氨茶碱、四环素等方能缓解。此次因气温变化受凉而复发，症见咳嗽，吐痰黏稠，不易咳出，喘促有声，胸紧咽塞，夜间尤甚，不能平卧，喘鸣如拉锯，兼发热恶寒。

1976 年 11 月 15 日来院就诊。检查：慢性病容，面色晦暗，精神疲乏。肌肉消瘦，喘息抬肩，张口呼吸，鼻微煽，流清涕，四肢不温，舌质红，苔薄白而滑，脉浮滑。双肺布满湿啰音、哮鸣音。此为外寒引动里饮，郁久化热之证。治宜解表除饮，清热平喘，方用小青龙加石膏汤。

处方：麻黄 10g　桂枝 10g　干姜 10g　细辛 6g　半夏 10g　白芍 12g　石膏 24g　甘草 3g　五味子 6g

服上方 1 剂症减，2 剂喘平咳止，双肺湿啰音消失。后以金水六君煎调理善后。

【原按】

本案属寒喘，而来诊之时已有入里化热现象，双肺满布湿啰音，用小青龙加石膏汤寒热兼治，故获良效。

摘自：周天寒．郭子光应用经方验案［J］．实用中医药杂志，1994（1）：6-7.

案2 李振华小青龙汤案

杨某，男，54岁。初诊：1985年6月20日。

主诉及病史：咳嗽喘促，痰稠难咯色白，入夜尤甚，发作时大小便次数增多或有失禁，伴有畏寒感。舌淡苔白，脉沉细滑。治以小青龙汤加减。

处方：炙麻黄6g 姜半夏10g 云茯苓12g 嫩桂枝6g 杏仁泥10g 焦白术10g 五味子10g 橘红12g 橘络6g 补骨脂10g 粉甘草5g

3剂。

二诊：1985年6月27日。药后咳喘渐平，痰稠转清，较前易咯，舌脉同前，再以温化为主。原方加苏子10g，以降气逆。7剂。

三诊：7月4日。咳喘大减，痰已易出，畏寒明显减轻，惟夜寐较差，舌淡苔少，脉细略弦。原方加远志10g，夜交藤15g。3剂。

四诊：7月8日。药后哮喘已平，悸减寐安，舌淡苔薄白，脉细濡。再以原方3剂调理。

【原按】

“喘以气息言，哮以声响名”，为喘和哮的不同临床表现，然哮与喘在临床上不能截然分开，常常合并为病。对于哮喘证要审其病因，辨其虚实，再立法用药。盖哮喘初起，病多在肺，久则母病及子，肾气亦受耗损，则气逆更甚，既不能滋养肝水，也不能上济与心，心肝失养，则心悸、寐差等症俱出。其畏寒，喘促乃寒饮束于肺，而发作时二便失控等为肾元耗损之故。根据“急则治其标”，先用小青龙汤加减以温肺平喘，补骨脂一味益真元而助纳气，当发作控制后，再采用治本缓调法。三诊时哮喘已瘥而略见心血虚之象，故以远志、夜交藤养血安神，续服3剂诸症皆除。

摘自：董建华．中国现代名医医案精粹第1集［M］．北京：人民卫生出版社，2010：24.

案3　冯世纶大柴胡汤合桂枝茯苓丸案

王某，女，53岁，中学教师，门诊病历号11188。初诊日期1978年11月24日。

1976年夏天因闻敌敌畏后患哮喘，经治疗两个多月缓解。今年8月又因闻敌敌畏引发哮喘，曾两次住院治疗，用抗菌药物、激素等，症状暂时缓解，出院后不久又复发。常服西药氯苯那敏、氨茶碱等，效不明显。现症为气喘胸闷，每日必须服氨茶碱，紫花杜鹃片。痰白、量多，咳则遗尿，口干苦，思饮，大便正常，苔白根厚腻，脉见细弦，右寸浮。坐位呼吸尚静，但喉中有痰声，胸平坦，心率96次/分，血压150/100mmHg，两肺满布哮鸣音。血象检查：白细胞1.04×10^9/L，西医诊断为支气管哮喘合并慢性支气管炎。中医辨证为痰热挟瘀，治疗以大柴胡汤合桂枝茯苓丸加减：

柴胡12g　黄芩10g　半夏15g　陈皮15g　枳壳15g　白芍10g　大黄4g　干姜3g　桂枝6g　桃仁10g　大枣5枚　茯苓12g

服1剂咳减，服第2剂痰消，遗尿已，喘不明显，上二楼亦不感喘。但每日仍服氨茶碱三片。心下堵闷消，仍口苦咽干，思饮、身冷、纳差，大便日2~4行，苔白，脉弦细，右寸浮，坐位听诊两肺未闻哮喘音，但卧位可闻，血压150/100mmHg，末梢血象检查：白细胞 $7.8\times10^9/L$，嗜酸性白细胞 $0.44\times10^9/L$。上方加焦三仙各10g服1周，喘平。

半年后追访，自觉良好，与学生一起跑步也不感觉喘。两肺听诊（-），卧位未闻哮喘音，血压104/100mmHg，末梢血象检查：白细胞 $7.7\times10^9/L$，嗜酸性粒细胞 $0.154\times10^9/L$。

【原按】

一般认为，支气管哮喘约半数病人有轻度或中度嗜酸性粒细胞升高，反映了机体的过敏状态。嗜酸性粒细胞中度升高，又有明显的过敏反应，可以说是过敏所致的哮喘。经用抗过敏中西药物未见效，改用大柴胡汤合桂枝茯苓丸加减收效甚速，不但喘平，而且嗜酸性粒细胞恢复正常。

摘自：冯世纶．哮喘诊治一得［J］．中医药研究杂志，1985（1）：16-17.

案4　范中林四逆汤案

罗某，男，26岁。四川双流县某乡，农民。

病史：1962年4月，因风寒咳嗽，痰多，气紧，不能平卧，某医院诊断为“支气管哮喘”，经治疗，病情好转。1963年冬季，咳嗽加剧，心累气紧，动则尤甚，致卧床不起。治疗一段时间，基本缓解。1964年春，旧病复发，遂来求诊。

初诊：喉间痰声漉漉，张口抬肩，气不接续，喘时汗出，痰多清稀，精神萎靡，恶寒肢冷，面肿。舌质淡暗，苔白滑腻。此为少阴阳衰阴盛，气不归元，寒饮上逆而致。法宜壮阳祛阴，纳气归肾，以四逆汤加味主之。

处方：制附片30g（久煎）　生姜30g　炙甘草15g　上肉桂10g（冲服）　砂仁12g　白术12g

4剂。

二诊：服上方后哮喘减。原方加茯苓，以增强利水、渗湿、化痰之效。续服5剂。

三诊：哮喘明显减轻。其后又继续服上方月余，以巩固疗效。

1979年6月追访：患者病愈后，次年即由农村调某厂工作，患者始终坚持全日工作，十四年来病未复发。

【原按】

本例气急喘促，不能续接，张口抬肩，得长引一息为快，应属元气不足之虚证。这与气促壅塞，不能布息，得呼出余气为快之实证不同。

虚喘之证，无非气虚。气藏于肺而根于肾。此证虚喘，喘则汗出，动则尤甚，恶寒肢冷，面肿神疲，痰涎稀薄，舌淡苔白，一派少阴虚喘之象。故自始至终，坚持壮阳祛阴，补肾纳气之法。阳旺邪消，哮喘自平。

摘自：范开礼．范中林六经辩证医案［M］．北京：学苑出版社，2007：88-89.

案5　姜春华麻杏石甘汤案

郭某，男，22岁。

哮喘已9年，目前咳喘气急，胸闷，痰黄稠。唇、咽、舌俱红。舌有刺，脉数滑。

麻黄9g　生石膏30g　杏仁9g　甘草6g　开金锁15g　五味子6g　全瓜蒌24g

方5剂另佐以牛黄解毒片。

药后胸闷已舒，咳喘、气急已明显减轻。照上方去全瓜蒌，续方5剂。

【原按】

本案为热喘，痰热壅肺，故用麻杏石甘汤宣肺清热平喘。开金锁为野荞麦根，清热解毒，活血散瘀，专治肺热咳嗽；全瓜蒌清泄痰热并治胸闷；五味子为常用镇咳平喘药，无论内伤外感咳嗽都可以用。据现代药理研究，五味子有良好的抗应激作用，能增强机体对非特异性刺激防御的能力，增强肾上腺皮质功能，能影响糖代谢，加快肝糖原分解，提高血糖及乳酸水平，所以是味强壮药，同时又有较好的镇咳祛痰作用，因此对于多年喘咳的患者，扶正止咳，一举两得。

摘自：姜春华．经方应用与研究［M］．北京：中国中医药出版社，1994：68-69.

案6　吴佩衡小青龙汤加附片案

郑某，女，二十五岁，已婚，云南省人。

患慢性哮喘病已14年之久，现身孕4月余，住昆明军区某医院，于1959年10月9日邀余会诊。询其病史，始因年幼体弱，感风寒而起病，药、食调理不当，风寒内伏，夹湿痰上逆于肺，经常喘咳，值天寒时令尤甚，迄今病已多年，转成慢性哮喘。证见咳嗽短气而喘，痰多色白，咽喉不利，时发喘息哮鸣。面色淡而少华，目眶、口唇含青乌色。胸中闷胀、少气懒言，咳声低弱，咳时则由胸部牵引小腹作痛。食少不思饮，溺短不清，夜间喘咳尤甚，难于平卧入寐。舌苔白滑厚腻，舌质含青色，脉现弦滑，沉取则弱而无力，此系风寒伏于肺胃，久咳肺肾气虚，阳不足以运行，寒湿痰饮阻遏而成是证。法当开提肺寒，补肾纳气，温化痰湿。方用小青龙汤加附片。

附片100g　杭芍10g　麻黄10g　北细辛6g　干姜30g　桂枝20g　五味子5g　半夏10g　甘草10g

服上方2剂后，咳吐大量清稀白痰，胸闷、气短及喘咳均已较减，能入睡四五个小时，食思见增，唇舌转红，仍微带青色，厚腻白苔褪去其半。上方虽见效，然阳气未充，寒湿痰饮尚未肃清，继以温化开提之剂治之。方用四逆汤、二陈汤合方加麻黄、细辛、肉桂。

附片200g　干姜40g　茯苓30g　法半夏15g　广陈皮10g　北细辛8g　麻黄绒10g（蜜炙）　上肉桂10g（研末，泡水兑入）　甘草10g

服上方后喘咳皆有减少。治法不变，仍用此方，随症加减药味及分量，共服20余剂后，哮喘咳嗽日渐平息。再服10余剂，病遂痊愈，身孕无恙，至足月顺产一子，娩后母子均健康。

【原按】

昔有谓妇人身孕，乌、附、半夏皆所禁用，其实不然。盖乌、附、半夏，生者具有毒性，固不能服，只要炮制煎煮得法，去除毒性，因病施用，孕妇服之亦无妨碍。妇人怀孕，身为疾病所缠，易伤胎气而不固。因证立方用药，务使邪去而正安，此实为安胎、固胎之要义。《内经》云："妇人重身，毒之何如……有故无殒，亦无殒也。"此乃有是病而用是药，所谓有病则病当之，故孕妇无殒，胎亦无殒也。余临证数十年，思循经旨，多有所验，深感得益不少。

摘自：吴佩衡．吴佩衡医案［M］．云南：云南人民出版社，1979：66-67.

案7　海崇熙泽漆汤倍半夏案

陈某，女，22岁，工人，1984年1月16日诊。

有支气管哮喘史12年，常反复发作，冬令尤频。一周前，婆媳口角，火气浮动，宿痰暴涌，服解痉剂及激素类西药，症未缓解，故迎余往诊。履未及室，痰鸣呼吼声先入耳，俟入内诊察，见唇面青灰，额汗若洗，抬肩滚肚，胸廓膨隆，喘促气急，睛突口张，时而吹呼，时而咳唾，痛苦万状。舌质紫，苔滑白，脉中取滑而重按促。辨证为胸有壅塞之气，膈有潜蓄之痰，气痰相搏，聚结息道，酿成"痰栓"。此哮喘危急之候，不速治将成痰厥窒息。治当涤痰降逆，宣肺缓急。方拟泽漆汤倍半夏。

泽漆 30g 姜半夏 20g 紫菀、白前、生姜各 15g 桂枝、黄芩、党参、炙甘草各 10g

3 剂，水煎服。

二诊：痰势衰退，喘促缓和，胸膈稍宽，夜能俯寐，效不更方，续进 3 剂。

三诊：痰喘诸症已缓，寝食如常，拟苏子降气汤加生晒参，嘱每周服 5 剂，连服 10 周。后随访 1 年，未再反复。

【原按】

痰为百病之源，肺系疾患多与痰密切相关。本例痰浊内伏，留于肺俞，结为“宿根”，七情六淫，一有触犯，旋即发作。泽漆汤倍半夏，开结逐饮，温肺化痰，以磅礴之势直捣巢穴，故缓急之效立著。后以苏子降气汤加人参，燮理三焦气机，息道调顺，津液流通，气反其宅，脾、肺、肾三脏各司其要，故愈后不复发作。

摘自：海崇熙．泽漆汤治疗肺系急重病验案三则［J］．国医论坛，1991（3）：14-15.

案 8 张琪射干麻黄汤案

患儿，男，9 岁。

5 年前起病，西医诊断为“过敏性哮喘”，反复发作，已影响生长发育。每遇冷则鼻流清涕，哮喘发作，发作时静滴抗生素及激素可缓解，但停药一段时间又复发。半年来，每月发作 1 次，求治于中医。患儿形体瘦小，面色晦暗无泽，自觉胸闷气短、咳嗽，喉中痰鸣，偶尔咯出少量白痰，质地黏稠。听诊：双肺有广泛干湿啰音、哮鸣音。舌质紫暗，苔白厚而滑润，脉沉而无力。腰凉尿频，畏寒肢冷，时值盛夏季节，却必穿毛衣毛裤。辨证为肺肾阳虚，肺阳虚则寒饮不化，肾阳虚则畏寒明显。治以温肺补肾。

处方：射干 10g　麻黄 10g　紫菀 15g　半夏 15g　细辛 5g　款冬花 15g　五味子 10g　枸杞子 15g　熟地黄 20g　山茱萸 15g　干姜 7g　肉苁蓉 15g　川贝母 15g　麦门冬 15g　甘草 15g

水煎，每日 2 次，早晚温服。

服药 20 剂，畏寒明显好转，可脱去毛衣毛裤，体力明显增加，胸闷、气短、喉中痰鸣明显减轻，唯食纳欠佳。前方加焦白术 20g，焦山楂 15g，焦麦芽 15g，焦神曲 15g，鸡内金 15g。每日 1 剂，水煎服。

患儿先后服药近百剂，诸症消失，体力增加，双肺听诊（-），遇冷哮喘基本不发作，服药期间，生长迅速，身高增加 10cm，体重增加 5kg。

【原按】

“肺为气之主，肾为气之根”。肾为肺之主，主纳气归元，与肺共司呼吸，如肾气虚失于摄纳则出现咳而兼喘，以喘为主，咳痰清稀，甚则咳而遗尿，腰酸膝软，表浅呼吸，呼多吸少，舌淡胖苔白滑，脉细弱，或浮大而空，临床多见于支气管哮喘、肺心病，治疗以温肾纳气为主。导师喜用张锡纯之参赭镇气汤加熟地、枸杞子、山茱萸、五味子补肾摄纳，甚有效验。如辨证属于肾气虚、寒饮射肺、肾不纳气，症见喘息咳嗽、咳痰清稀、呼吸痰鸣音明显者，导师常用肺肾合治法，上则温肺化饮，下则补肾摄纳，效果满意。

摘自：孙元莹，吴深涛，王暴魁．张琪教授治疗慢性咳嗽经验介绍［J］. 甘肃中医，2007，20（6）：21-23.

第五章 支气管扩张

支气管扩张症（bronchiectasis）多见于儿童和青年。大多继发于急、慢性呼吸道感染和支气管阻塞后，反复发生支气管炎症、致使支气管壁结构破坏，引起支气管异常和持久性扩张。临床表现主要为慢性咳嗽、咳大量脓痰和（或）反复咯血。

诊断：根据反复咯脓痰、咯血的病史和既往有诱发支气管扩张的呼吸道感染病史，HRCT 显示支气管扩张的异常影像学改变，即可明确诊断为支气管扩张。

西医治疗常用药物：氨苄西林、阿莫西林、头孢克洛、喹诺酮类，氨基糖苷类、第三代头孢菌素等。

支气管扩张属于中医“咳嗽”“肺痈”“咯血”等范畴。其病因为外因和内因两个方面。外因指外感风、湿、热、火之邪，内因多指肺体亏虚、饮食不当及七情内伤。临床上内因与外因又互为因果可致恶性循环。正气虚弱容易感受外邪；内有痰热，感受风寒又易化热，使痰热更盛。邪正相争中正气消耗，使正气更虚，故支气管扩张之病缠绵难愈。

案 1　范中林麻杏石甘汤案

常某，女，22 岁。中国人民解放军某部学员。

患者 5 岁出麻疹时，曾合并肺炎。其后常吐浓痰，并转为咳血。1970

年，经北京几家医院会诊，诊断为“支气管扩张”。先后在北京、上海、山西等地治疗，咳血本控制，但经常头痛，时发高热，医院多次建议手术治疗，患者家属未接受。病情逐渐加重，终不能坚持学习，从某军医学校休学。1978 年 5 月 2 日来诊，按太阳证温病论治，两月余基本治愈。

初诊：头昏头痛，身热而不恶寒；手心灼热，汗出，心烦，渴喜凉饮。咳嗽，频频吐大量浓黄稠痰，便秘，睡眠不安，面红亮，双颧有明显黑斑，唇绛红，舌质鲜红，苔黄厚腻而紧密，脉洪数。此系温病伏邪为外感所触发，并上犯肺经所致。法宜宣肺泄热，降逆止咳。以麻杏石甘汤加味主之。

处方：麻黄 10g　杏仁 24g　石膏 60g　甘草 18g　葶苈子 10g　川贝15g

辨证：《伤寒论》云：“太阳病，发热而渴，不恶寒者，为温病”。仲景在此提出不恶寒而渴，与恶寒而不渴，作为辨别温病与伤寒之标志。本例患者，虽身热头痛与伤寒相似，但不恶寒而渴，故当属温病。因伤寒传变化热，必传经而后渴；温邪不待传变，虽病在表而热邪伤津，故渴。同时伤寒为寒邪，故身发热而恶寒；温病为阳邪，故发热而不恶寒。此例温病，邪热缠肺，病根已深，肺失宣降，故咳甚，吐浓痰；蕴热日久，必伤血络而致咳血。参之舌象，舌质鲜红，苔黄厚腻而紧密，亦与上述印证相符；而两颧属肺，湿积于肺，日久不得宣化，内聚成痰，外现于面，故形成两颧黑斑也。据此，立法处方，服药 10 剂，咳嗽与浓痰减，手心灼热，头痛心烦，睡眠不宁等均有好转，面红亮亦稍退。

二诊：痰、咳、烦、热等虽有好转，但舌质仍鲜红，苔黄少津，便秘，时有发热，此郁热虽衰而津液未复。宜守原法，兼顾生津润燥以养阴。以麻杏石甘汤合竹叶石膏汤加减主之。

处方：麻黄 10g　杏仁 18g　石膏 60g　竹叶 10g　麦冬 12g　甘草 3g

桑皮 15g 川贝 15g 黄芩 10g 知母 12g 荷叶 12g

3 剂。

服 3 剂后，发热、便秘、头昏、咳吐浓痰等显著好转，原方损益又服 10 剂。

三诊：舌质红、苔白润，偶尔尚吐稠痰。上述诸证悉减，两颧黑斑基本消退，病已显著好转。为祛多年余邪，宜养阴清肺，以善其后。自拟养阴清肺汤主之。

处方：桑皮 12g 杏仁 12g 川贝 10g 橘红 10g 麦冬 12g 白芍 12g 银花 10g 连翘 10g 甘草 3g

1979 年 2 月 25 日追访患者，其家长告之，患者已于 1978 年秋复学，情况一直很好。

摘自：范开礼．范中林六经辨证医案［M］. 北京：学苑出版社，2007：6-8.

案 2 郭子光小陷胸汤合《千金》苇茎汤案

张某，女，57 岁，中学教师。1998 年 4 月 10 日初诊。

病史：自诉患“支气管扩张”多年，反复咳痰、咯血，一般经西医诊治服药打针缓解，近年来自感越来越重，发作较频。1 周前因不慎受凉复发，咳嗽，吐脓性黄痰带血，自购麦迪霉素、乙酰螺旋霉素等服用无效，感到长期使用抗生素损伤体力而效果已不明显，今试改用中医治疗而来门诊。

现症：低热（自测体温 37.5℃～38.2℃），微恶寒，咳嗽，咯黄色稠痰带血量多，尚易咯出，略感胸痛，身乏力，微汗出，食欲差，口干不思饮食，小便短黄，大便正常。察其体质偏瘦，颈短胸高，手指如杵状，面色萎黄，神差气短，语音低沉，舌苔周边灰白中淡黄而少津，脉滑数。

辨治：此乃痰热壅滞，肺络损伤之证。仲景垂训：“亡血家忌发汗”。患者素有痰血今又痰血，故虽有身热、微恶寒等表证，亦不可妄施表药。

只要痰热去，肺清肃，其血自止。用小陷胸汤合《千金》苇茎汤加味。

处方：黄芩20g　瓜蒌壳20g　法半夏15g　苇茎30g　薏苡仁30g　桃仁15g　冬瓜仁15g　鱼腥草30g　白花蛇舌草30g　金银花30g　浙贝母15g　麦冬20g　谷芽30g

浓煎，1日1剂，服4剂，嘱其有效则再进4剂后复诊。

二诊（1998年4月24日）：自觉上方效果良好，服2剂体温正常、恶寒罢、痰血止，服4剂，痰量明显减少，精神好转，乃又配6剂，陆续服完，诸症缓解，饮食增加，仍微咯吐少量淡黄色稀薄痰。察其神色如常，情绪愉悦，语言有力，过去用抗生素治疗也只能达到这个效果，而饮食、体力的恢复不如中药。鉴于每因感冒复发、加重，而且越来越易感冒的情况，抓紧在缓解期间扶正固本，增强肺卫的抗病能力诚属必要。乃书玉屏风散加板蓝根、茯苓善后调补。

【原按】

支气管扩张属于中医“痰饮”“肺痈”之类，其胸膈胶固之宿痰常因外感引动而复发，其痰郁久多从热化，随去随生，是其难治之由。而“脾为生痰之源，肺为贮痰之器”。故治其标当治痰，治其本当补肺脾。治痰当降气，降气即是降火，而气有余便是火。火甚成炎，炎甚生痰，故痰字从炎，治炎即是治痰。选用小陷胸汤合《千金》苇茎汤加味，以降火治“炎”为主，祛痰为佐，故能使标证较速缓解。若咯血量大者，亦可酌加血余炭、白及之类，以留得一分血，少损一分阴。善后用玉屏风散加板蓝根、茯苓之类补益肺脾，固表实卫，用药宜量大味数少，针对性强，黄芪至少40~50g，其余20g左右，而按1日1剂疗程，服用3~4个疗程，始能有效，疗程间可休息2~3日。

摘自：杨殿兴，罗良娟，邓宜恩，等．四川名家经方实验录［M］．化学工业出版社，2006：337-338.

第六章 慢性支气管炎

慢性支气管炎（chronic bronchitis）是气管、支气管黏膜及其周围组织的慢性非特异性炎症。

诊断：临床上以咳嗽、咯痰为主要症状，或伴有喘息，每年发病持续3个月，并连续2年或2年以上。排除具有咳嗽、咯痰、喘息症状的其他疾病（如肺结核、肺尘埃沉着症、肺脓肿、心脏病、心功能不全、支气管扩张、支气管哮喘、慢性鼻咽炎、食管反流综合征等疾患）。

西医治疗常用药物：喹诺酮类、大环内酯类、β-内酰胺类、磺胺类、左氧氟沙星、罗红霉素、阿莫西林、头孢呋辛、复方甘草合剂、复方氯化铵合剂、溴己新、盐酸氨溴索、右美沙芬、氨茶碱、胸腺肽等。

慢性支气管炎属中医的“咳嗽”“喘病”“肺胀”等范畴，中医认为本病的发生和发展，与外邪侵袭、肺脾肾三脏功能的失调有关。病变主脏在肺，涉及脾肾，主要病理因素为痰。其病理性质，属于本虚标实，若病久不愈，肺气愈伤，正气无力御邪，则外邪又易复犯，以致迁延日久，缠绵不愈。

案1 范中林小半夏加茯苓汤案

李某，男，5岁。北京某所干部之子。

病史：初生不久，即患支气管炎。1~4岁时，曾先后在北京某中医院住院治疗。因缠绵不愈，身体益弱，经常感冒发烧，咳嗽反复加重。1978

年7月来诊，按太阴证痰饮咳嗽论治，两诊痊愈。

初诊：患儿咳嗽已1年多，频频发作。痰清稀，睡时可闻痰鸣声。食纳不佳，面萎黄，体瘦。舌质偏淡，苔白滑腻。触双手，肌肤微冷，此为手足太阴两脏同病，水饮久留不去，上干于肺，致常年痰咳不止。法宜温化水饮，降逆止咳。以小半夏加茯苓汤加味主之。

处方：法半夏10g　生姜10g　茯苓12g　紫菀6g　款冬花3g　甘草3g

2剂。

二诊：服上方2剂，咳嗽减，痰鸣消，但仍吐清稀痰，上方加减再服。

处方：法半夏10g　干姜6g　茯苓12g　甘草6g

1979年5月24日追访，患儿家长说：经范老治愈，去冬今春再未复发。

辨证：患儿面黄、体瘦、食少、肢冷，舌质偏淡，皆脾为湿困，失其健运，化源衰少之证。而咳痰稀薄，苔白滑厚腻，又为痰湿内蕴，上干于肺之象。加以卧则痰鸣，显系寒饮上泛喉间，呼吸之气激发使然。正如仲景所云："水在肺，吐涎沫""水在脾，少气身重"。可见，此例病根，首责于手足太阴皆为水湿所困，并互相连累，致使痰饮咳嗽更加胶着难愈。本例痰饮，投以小半夏加茯苓汤，为振奋阳气，治病务求其本之意。原方《金匮要略》用以主治痰饮咳嗽。方中半夏、生姜化饮降逆；加茯苓以去水安神；加甘草者，以助脾气，并配干姜以温中；加紫菀、冬花者，更增消痰下气之效。且小儿脏腑娇嫩，生机蓬勃，一旦病邪衰退，即不宜频频用药，故嘱其着重调理后天，扶正以驱余邪。

【原按】

后世不少《伤寒论》注述认为，六经仅三阳与少阴有咳。其理由为《伤寒论》中，太阳、阳明、少阳病咳记载较多，而少阴病咳，属少阴阳虚，或属少阴热化，但亦非必然见证，何况太阴、厥阴篇并无病咳之记载。而本例痰咳，何以按太阴证论治？

第一，“五脏六腑，皆令人咳，非独肺也”（《素问·咳论篇》），但五脏六腑之咳，又必皆表现于肺。他脏之病，必须起于肺，或累及于肺，方能出现咳嗽。故张景岳说：“咳证虽多，无非肺病”，喻嘉言亦认为：“咳者，肺之本病也”。

第二，本例患者之痰咳，不仅脾为湿困，且为水气袭肺所致。显然为足太阴脾与手太阴肺同病。

第三，或问，伤寒六经传足不传手，足太阴脾湿何能上干手太阴肺？其实，后世不少注家对此已有阐述。如《伤寒六经辨证治法》云：“人之充满一身，无非气血所养，昼夜循环，运行不已，岂有止行足而不行手乎……？设或不传，气逆作满，何经而来？如谓不然，仲景设有桂枝、麻黄，乃肺经药也，岂虚言哉！”

第四，即使《伤寒论》中仅三阳与少阴有咳，正如近世学者认为：“《伤寒论》是仲景书的总论”（《伤寒论证治类诠》）。很明显，我们焉能苛求，仲景在“总论”中，必须将六经诸咳罗列无遗！

摘自：范开礼．范中林六经辨证医案［M］．北京：学苑出版社，2007：46.

案 2　刘渡舟小青龙汤案

柴某，男，53 岁，1994 年 12 月 3 日就诊。

患咳喘 10 余年，冬重夏轻，经过许多大医院均诊为“慢性支气管炎”或“慢支并发肺气肿”，选用中西药治疗而效果不显。就诊时，患者气喘憋闷，耸肩提肚，咳吐稀白之痰，每到夜晚则加重，不能平卧，晨起则吐痰盈杯盈碗，背部恶寒。视其面色黧黑，舌苔水滑，切其脉弦，寸有滑象。断为寒饮内伏，上射于肺之证，用小青龙汤温肺胃以散水寒。

麻黄 9g　桂枝 10g　干姜 9g　五味子 9g　细辛 6g　半夏 14g　白芍 9g

甘草 10g

服 7 剂咳喘大减，吐痰减少，夜能卧寐，胸中觉畅，后以《金匮》桂苓五味甘草汤加杏仁、半夏、生姜，正邪并顾之法治疗而愈。

【原按】

本案咳喘吐痰，痰色清稀，背部恶寒，舌苔水滑，为寒饮内扰于肺，肺失宣降所致。与小青龙汤证机相符，服本方则使寒邪饮去，肺气通畅而咳喘自平。

摘自：陈明，刘燕华，李方．刘渡舟临证验案精选［M］．北京：学苑出版社，2007：18.

案 3　周仲瑛小青龙汤案

患者某，男，75 岁。2003 年 4 月 29 日初诊。

2002 年夏季因热当风贪凉，诱发咳喘痰鸣，经抗菌消炎治疗咳喘好转，但仍痰多，此后稍有受凉则咳嗽痰多，服中药少效，用西药抗生素，反见发热加重。目前时有咳嗽，遇寒加重，色白多沫，咯吐尚易，怕冷，胸背冷甚，二便尚可，脉细滑，间有不调，苔黄薄微腻，质暗紫。西医诊断：慢性支气管炎；中医诊断：咳嗽。辨证为寒饮伏肺，肺失宣畅。

处方：蜜炙麻黄 4g　炙桂枝 6g　淡干姜 3g　细辛 3g　法半夏 10g　炒白芍药10g　五味子 3g（杵）　炙甘草 3g　炙紫菀 10g　炙款冬花 10g　炒苏子 10g　佛耳草 15g　桔梗 5g

14 剂，每日 1 剂，水煎服。

二诊（2003 年 5 月 10 日）：温肺化饮，助阳破阴，背冷十减其五，自觉气道有痰，作咳，但痰量减少，咽喉亦有痰阻，稍觉口干，大便偏干，苔薄黄，质暗，脉细滑。

处方：上方加炙白前 10g，泽漆 12g，改五味子（杵）5g。

三诊（2003年5月17日）：胸背冷感缓解，大便日行1次，口干减轻，偶有微咳，有痰不多，食纳知味，苔黄薄腻质暗红多裂，脉细。

处方：初诊方加生黄芪6g，生白术10g，防风6g。

【原按】

患者咳嗽近一年，虽无明显外感表证，但胸背怕冷较著，咳嗽遇寒加重，咯吐白痰，当属表邪未能宣散，痰饮内结，以致咳嗽迁延反复，难以痊愈。故治拟温散伏寒、宣通肺气，达邪外出。以散寒解表、温肺化饮之小青龙汤为主方，并用桔梗宣肺祛痰，紫菀、款冬花化痰以加强温肺化饮之力，另加苏子降气化痰，佛耳草止咳平喘。通过温肺化饮，助阳破阴治疗，外寒得以部分消散，故胸背冷感减轻，咳嗽缓解。由于陈寒伏饮非一日之功所能消散，故加用白前、泽漆以增化痰之力。通过以上治疗，咳嗽渐近平息，但肺虚卫弱之状又较突出，遂转用玉屏风散益气固表以善后。

摘自：王志英，郭立中，叶放，等. 周仲瑛教授治疗肺系病证的经验［J］. 中华中医药杂志，2009，24（1）：53-55.

案4　范中林真武汤案

安某，女，54岁。北京某部队家属。

病史：1966年因受风寒，咳嗽迁延12年。每年入秋则发，冬季加剧，甚则不能平卧。某医院诊断为慢性支气管炎。发作时服药虽可暂时缓解，但经常反复，日益加重。1978年8月来诊，按少阴证水寒内结论治，三个月基本治愈。

初诊：每日阵发性剧咳，痰清稀，量多，头晕心累，气短，昼夜不能平卧。畏寒恶风，面足浮肿，脸色萎黄。舌质淡暗有瘀斑，舌体胖嫩而边缘多齿痕，苔白滑，根部厚腻。此为少阴阳虚水泛，寒痰阻肺咳嗽。法宜温阳化气行水，以真武汤加减主之。

处方：茯苓 24g　生姜 30g　白术 20g　制附片 60g（久煎）　桂枝 10g

6 剂。

辨证：患者每年秋冬外感，咳必复发，神疲身倦，恶寒肢冷，气短倚息难卧，面色晦滞，舌质暗淡无华，皆肾阳衰微之明证。因肾为水脏，肾中真阳衰微不能化气，则水饮内停。水寒之气上泛，则头眩、心累。水气停于胸肺，则咳嗽不已，痰涎清稀量多，气短难卧。水气溢于肌表，故面足浮肿沉重。舌质胖嫩，兼有齿印与瘀斑，舌苔白而厚腻，皆为水泛寒凝之象。同时年逾半百，阳虚益甚。多年前，初感寒邪病咳，正气未衰，逐风寒之邪从外而解或可速愈；今则迥然不同，断不可舍本求标。综上所述，此属少阴肾阳衰微，水寒射肺，故投以温阳散寒、化气行水之真武汤为宜。

上方真武汤加减，以附子之辛热，壮肾之元阳，则水有所主；白术之苦燥，建立中土，则水有所制；兼生姜之辛散，佐附子以补阳；茯苓之淡渗，佐白术以燠土，并寓散水渗湿之意；以芍药易桂枝者，加速温经散寒，化气行水之功。

二诊：原方连服 6 剂，咳嗽明显好转，痰亦少过半，呼吸较前通畅，渐能平卧。面已不觉肿，舌质稍转红润，厚腻苔减。多年之患，已获初效。宜守原法，以干姜易生姜，加强温中补脾之效。

三诊：上方续服 6 剂，诸证显著减轻。尚有轻微咳嗽，清痰少许。舌质转为淡红，乌暗瘀斑与白腻苔渐退，舌边齿痕已不明显。有时尚觉气短，心累。病有从阴出阳之势。须适应转机，通阳和中，燥湿涤饮。以苓桂术甘汤加味，缓缓服之。

处方：茯苓 20g　桂枝 10g　白术 20g　法半夏 15g　生姜 20g　甘草 3g

12 剂。

服 12 剂后，诸证基本痊愈。入冬以来，再未重犯。1979 年 5 月 4 日至患者家中追访，自觉始终良好。

【原按】

咳嗽一证，有从外而入者，有从内而出者。不论其外入或内出，皆可按六经辨证。本例咳嗽，应属少阴阳虚，水泛成痰，水寒袭肺，肾阳虚而累及于肺。既有水气，又系少阴寒化。故投以真武汤，壮元阳以消阴翳，逐寒痰以清水源。不攻肺而肺之病自愈，不止咳而咳嗽自平。

摘自：范开礼．范中林六经辨证医案［M］．北京：学苑出版社，2007：89-91.

案5　张之文苓甘五味加姜辛半夏杏仁汤案

张某，男，70岁。2005年4月22日初诊。

患者有喘息型慢性支气管炎4年多。就诊时无明显咳嗽与喘息，但经常咳痰，呈泡沫状，色白偶夹灰色，自觉咽中有痰，劳累（如爬楼或多走路）后即疲倦气紧，睡眠差，二便正常。有痛风病史。因痛风发作而左跖趾关节轻微疼痛，左右脉均弦，舌红苔白。辨证为寒饮阻肺，治当温散寒饮，用苓甘五味加姜辛半夏杏仁汤加味。

处方：茯苓18g　法半夏15g　北细辛5g　干姜12g　五味子6g　杏仁15g　甘草3g　桂枝15g　仙灵脾30g　炙远志12g　酸枣仁30g　丹参15g　葶苈子12g　片姜黄15g

2剂。每日1剂，水煎服。

二诊：患者诉服上药后咳痰有所减少，痰色白但不夹灰色，质仍清稀，舌脉同前，但左足因痛风而疼痛加剧。效不更方，以前方为基础稍作加减：减干姜为10g，增葶苈子为15g及甘草为6g，去酸枣仁与炙远志，加白芍15g、知母15g，6剂，煎服法同上。

三诊：服上药后，患者咽部已无痰，咳痰量也明显减少，精力转佳。左足痛风有所好转。原方续服，并嘱其平时多锻炼，防感冒。

【原按】

患者为老年慢性支气管炎，就诊时正处于迁延期，因其咳白色泡沫痰，故辨证为寒饮阻肺。用苓甘五味加姜辛半夏杏仁汤温化痰饮，同时加桂枝以增强温化作用，此取治痰饮主方苓桂术甘汤之意；又加入葶苈子以加强泻肺平喘止咳；因老年患者多兼肾气亏虚，故加仙灵脾温肾以增化痰饮力量；久病入络，加丹参活血化瘀，改善肺的循环；加炙远志、酸枣仁以化痰宁心安神；因痛风发作，左跖趾关节红肿疼痛，故仿《金匮要略》中治“诸肢节疼痛，身体魁羸，脚肿如脱”之桂枝芍药知母汤之意，于方中加知母、芍药、姜黄以清热活血、通经止痛。在慢性支气管炎治疗中，预防其急性发作很关键，故嘱其平时多锻炼，以增强体质并防感冒。

摘自：杨殿兴，罗良娟，邓宜恩，等. 四川名家经方实验录［M］. 北京：化学工业版社，2006：213.

案6 林文谋大陷胸汤案

林某，男，2个月，1985年7月27日入院。

患儿咳嗽6天，气急3天，伴发热、烦躁不安、厌食。当地医疗站治疗无效后转入我院。查：体温38℃，气急，烦躁不安，鼻翼煽动，口唇红，咽部轻度充血。双肺弥漫性痰鸣、湿啰及喘鸣音；心音强，140次/分。胸透：双肺纹理增粗模糊。西医诊断：喘息型支气管炎。经抗生素、激素、补液等处理3天罔效，病情转危，邀余会诊。诊见：神志欠清，脸色苍白，胸满腹胀如球，脐外突约1.5厘米，呈透明状。咳嗽，气急而喘，鼻翼煽动，大便3天未通。舌质红，苔薄腻，指纹紫红在风关。证系痰热内壅。治宜清上泻下。

大黄（后入） 杏仁 桑白皮 葶苈子（布包）各3g

煎服。

2剂后，便泻3次，神志转清，喘息平，腹胀消；再服2剂，体温下降，咳嗽止，能吸乳，肺部痰鸣、湿啰音消失，住院9天出院，至今未再复发。

【原按】

本案咳喘为痰热壅肺。肺与大肠相表里，痰热壅肺，肺失宣降，肠腑不通，浊气上攻，咳喘更甚。治宜大陷胸丸清上泻下，使太阴肺热随阳明胃肠邪热下行而去，以复肺主肃降之权，达到平喘目的。又虑小儿形气未充，肺娇胃弱，故去芒硝与甘遂，代之以桑白皮清泄肺热，协同葶苈子发挥效用。

摘自：林文谋．治疗小儿喘息型支气管炎［J］．四川中医，1988（6）：23.

案7　姜春华旋覆代赭汤合小陷胸汤案

杨某，女，48岁。

患慢性支气管炎已10年，近急性发作，咳嗽喘息，夜不得卧，多黄痰，心下痞闷，甚则呕吐痰涎，纳差，肢倦，大便难，舌白腻，中间黄，脉滑数，以旋覆代赭汤及小陷胸汤加减：

旋覆花9g（包）　代赭石15g　瓜蒌实15g　制半夏9g　党参9g　茯苓12g　陈皮6g　甘草6g　黄连3g　生姜3片

方3剂。

药后大便通畅，喘咳减轻，夜能平卧，呕吐止。按原方继进3剂，胸闷消，咳喘平。

摘自：戴克敏．姜春华治疗咳嗽的经验［J］．山西中医，2008（3）：4-6.

第七章 慢性肺源性心脏病

慢性肺源性心脏病（chronic pulmonary heart disease），简称慢性肺心病，是由肺组织、肺血管或胸廓的慢性病变引起肺组织结构和（或）功能异常，产生肺血管阻力增加，肺动脉压力增高，使右心室扩张或（和）肥厚，伴或不伴右心功能衰竭的心脏病，并排除先天性心脏病和左心病变引起者。

根据患者有慢性支气管炎、肺气肿、其他胸肺疾病或肺血管病变，并已引起肺动脉高压、右心室增大或右心功能不全，如 $P_2>A_2$、颈静脉怒张、肝大压痛、肝颈静脉反流征阳性、下肢水肿及体静脉压升高等，心电图、X 线胸片、超声心动图有右心增大肥厚的征象，可以做出诊断。

案 1 李可小青龙汤、麻杏石甘汤、厚朴杏仁汤合方与四逆汤案

郝根生，61 岁，南关矿退休工人，1983 年 9 月 5 日县医院中医科门诊病例。

心电图：窦性心动过速（132 次/分）；Ⅱ度二型窦房传导阻滞。内科诊断：肺心病急性感染。

病史：气管炎病程 38 年，发展为肺心病已 8 年。患者从 1 楼到 2 楼中医科，虽有人扶持，仍抬肩大喘约 6 分钟，始能讲话。7 日前患重感冒后无汗而喘，胸闷痰黄稠，五六日不大便，心动悸，脉洪数，时一止，舌干红，苔白腻，中根已黄。断为素有咳喘宿疾，痰湿中阻，风寒外袭，失于

疏解，入里化热，急则治标：

生石膏　瓜蒌　生半夏各30g　麻黄　杏仁　五味子　细辛　厚朴　桂枝　白芍　炙草各10g　带壳白果21枚（打）　炙紫菀　炙冬花各12g　竹沥膏100ml　姜汁10滴（兑入）　鲜生姜10片　大枣10枚

2剂。

此方由小青龙汤、麻杏石甘汤、厚朴杏仁汤合方化裁，共奏散寒解表、清热涤痰定喘之效。

1983年9月9日二诊，药后汗出、便通、咳喘已减十之七八。脉滑大、胸中发热，前方加鱼腥草30g，清热解毒。清除肺部感染残存之渗出物。患者带药2剂回家静养。

1983年9月19日三诊，患者由南关来城，病已好。唯服最后2剂后，神疲思睡，胃口觉凉，食后泛酸嘈杂。诊脉弦劲搏指，殊少和缓之象。患者年过六旬，劳苦一生，久病耗伤，肾元必亏。此次暴病，本属标热本寒，投剂之后，既已十退七八，便当温养脾肾，以复元气。不慎事烦失察，寒凉过剂，损伤患者脾肾元阳，罪不可恕！虽未见变证丛生不可收拾，但脉象弦劲，非老人所宜，已显露真气不能内守之象；神疲思睡，则是“少阴病但欲寐”渐变之先兆。乃拟四逆汤加红参、山萸肉，隔日1剂，连服10剂，以救药误。

后于当年腊月，患者来城购置年货，满面红光，扔掉拐杖。并说今冬只穿一身毛衣，亦不觉冷。戒烟之后，食量增加，咳喘再未犯过。得见患者康复，余心始安。

另，方中白果又名银杏，味甘，微苦、涩，入肺、肾经。功能敛肺气，定喘嗽，止带浊，缩小便，为咳嗽、哮喘要药。果仁有小毒，过量则令人头脑昏晕如醉。南方有煮食白果者，常有中毒发生，出现一系列中枢神经症状，如头痛、发热、惊厥不安，呕吐腹泻，呼吸困难……间亦有不及救治而死亡者。急救之法，可用生甘草60g、白果壳30g煎汤送服绿豆粉30g、麝香0.3g，可解。由此可知，白果壳善解白果毒。故凡用白果入药，宜带壳打碎，果仁炒黄与壳同煎，可避免发生意外。白果性收涩，表实者，与麻黄同用，一散一收，治痰喘极效。

摘自：李可．急危重症疑难病经验专辑［M］．太原：山西科学技术出版社，2002：18-19．

案2　王正公参附汤合桂枝甘草汤合生脉散案

蒋某，女，70岁。初诊日期：1981年7月29日。

患者1950年秋因伤风感冒过早应用寒凉润肺之剂，邪未透达，遂致咳嗽迁延不止，迄今已30余年，逐步形成慢性气管炎、肺气肿、肺源性心脏病。平素咯痰不利，动辄气急，每交暑令则咳喘大作。刻诊脉沉弦数，舌质淡，口唇紫绀，胸闷气仄，喘咳汗多，彻夜端坐不得眠，痰多白沫或如鱼冻，咯之艰难，口淡不渴。症系久病肺损，累及心肾。心气虚则血行凝涩，心肾阳衰则水饮不化，上射于肺则喘闭不通。症情危笃，亟须益气温阳以化寒饮，涤痰敛肺以平喘逆。取参附汤、桂枝甘草汤、生脉散加涤痰之品。

熟附块　桂枝　僵蚕　麦冬　地龙各9g　细辛　干姜　甘草　远志各5g　党参15g　五味子6g　蝉衣3g　磁石30g（先煎）

3剂。

药后呕吐大量白沫痰涎，病情改善。续服4剂，喘急大减，汗敛痰出，舌质转红，脉细弦。仍守原法制散剂，续服21剂，症情日趋进步。

于前方中去细辛、干姜，加入熟地、丹参、当归、黄芪、淮小麦、玉竹等，熟附块改为5g，继续调治，交冬进服膏滋。翌夏咳喘虽有小作，其势大减。随访3年，病情缓解，并能操持家务。

摘自：王瑞春，张家骏．王正公治疗呼吸系统疾病经验掇绪［J］．上海中医药杂志，1993（4）：1-2.

案3　姜春华真武汤案

沈某，男，41岁。

自5岁即发哮喘，现龟背鸡胸，有紫绀，呼吸气急，颈静脉及腹壁静脉曲张，下肢凹陷性浮肿，腹部有转移性振荡浊音，示有腹水，舌红润，脉弱。西医检查：两肺有哮喘音及水泡音，肺动脉瓣区第一心音减轻，第二心音亢进，示肺动脉高压。X线透视：右心扩大致右心衰竭，诊断为肺源性心脏病，拟温阳利水，用真武汤加减。

茯苓15g　芍药9g　白术9g　干姜3g　附片6g　党参15 g　黄芪15g　五味子9g

方7剂。

【原按】

本例为肺源性心脏病，有腹水浮肿，为心力衰竭之症，故用附片强心，促进循环改善；配干姜、苓、术，健脾利水；佐白芍养阴利水；加参、芪益气扶正；五味子是强壮止咳药，本例用于扶正止咳，一举两得。服药14剂后，腹水及浮肿全退。

摘自：姜春华．经方应用与研究［M］．北京：中国中医药出版社，1994：287-288.

案4　姜春华瓜蒌薤白半夏汤案

沈某，女，41岁，工人。

初诊：患肺气肿，慢性肺源性心脏病史，数日前受凉后，曾发高热，经急诊用抗生素治疗后热已退，但心悸咳喘反甚，痰多清稀，胸闷气急不能平卧，畏冷浮肿尿少，口唇青紫，舌胖苔白腻，脉短而促，脉率110次/分，早搏10次/分。外院心电图示：肺型P波，右心室肥大，频发性早搏。证属心肾阳衰，肺伏痰饮，气不化水，水气凌心。拟温化痰饮，宣畅心脉，俾离照当空，则阴霾自散。

附片9g　桂枝6g　全瓜蒌15g　薤白9g　制半夏9g　川椒1.5g　细辛3g　五味子9g　茯苓9g　白芍9g　生姜3片

方7剂。

二诊：服上方后，心悸咳喘改善，浮肿已退，原方再加党参、黄芪各12g，续服14剂。

三诊：心悸咳喘已平，浮肿亦退，尿量正常，略有胸闷，脉率80次/分，无早搏，心电图检查：肺型P波，未见房型早搏，予原方继进7剂，以资巩固。

【原按】

夫血脉运行全赖阳气以鼓动。外罹寒湿之邪，内伤饮食劳倦，致肺脾肾阳气受损，健运宣化失司，三焦气化不利，不能蒸化水液，津液停蓄而成痰饮。饮邪上犯心阳，则离照为阴霾所蒙；浊痰壅遏气化，则脉络之宣畅受阻。因之可引起心悸怔忡，心律失常。本例用附、桂合瓜蒌薤白半夏汤加味，温通心阳，化痰蠲浊，宣畅心脉。

摘自：姜春华．经方应用与研究［M］．北京：中国中医药出版社，1994：309-310.

案5　陈绍宏三拗汤合瓜蒌薤白半夏汤合桔梗汤案

陈某，女，74岁，已婚。1998年7月12日初诊。

反复咳喘1年，下肢水肿2年，复发加重1周。于1986年开始咳喘后逐年加重，秋冬为甚，每年咳喘3个月以上，多次住院治疗，1995年住笔者所在医院，经 X 线心三位片诊断为“慢性支气管炎，慢性阻塞性肺气肿，慢性肺源性心脏病”。此后，于 2 年前出现双下肢水肿，这次于 1 周前受凉后复发，咳喘不能平卧，双下肢水肿而入院。

症见咳嗽，咳痰、痰色白稠难以咳出，畏寒肢冷、声低气怯，胸闷、短气难续、不能平卧、动则甚，口淡无味，不渴，饮食少思，小便短少，大便两日未解，双下肢膝以下水肿，按之如泥。脉沉细而数，舌淡苔白厚腻。

中医辨证：脾肾阳虚水泛，痰气郁结心肺，复感外邪。

治法：宣肺祛邪，化痰开郁，温阳行水。

处方：麻黄 15g 杏仁 12g 全瓜蒌 30g 薤白 15g 法半夏 15g 桔梗 30g 赤芍 15g 炒白术 30g 制附片 30 茯苓 30g 生姜 15g 甘草 10g

结合西医抗炎、解痉及补充水、盐、电解质治疗，连服 3 剂。

二诊：病人咳喘明显减轻，双下肢水肿已退，咳痰较前明显容易，但仍有时难以咳出，而突出表现为口淡无味，不思饮食，食后腹胀，故三拗汤、瓜蒌薤白半夏汤、桔梗汤三方合方这个基本方不变，酌加广木香 15g、砂仁 15g、党参 30g、陈皮 15g。再服 5 剂，咳喘缓解，水肿消退，饮食如前，好转出院。

【原按】

肺心病急性发作期病人其肺气闭郁、痰瘀内阻的根本病机持续存在，因桔梗汤有明显的排痰功效，故三拗汤、瓜蒌薤白半夏汤、桔梗汤三方合方不变，再针对患者具体临床表现而灵活加减。如出现明显瘀血阻滞表现，可加丹参、地龙；如出现咳吐脓痰、无力咳出，潮热汗出，可加用透脓散以托里透脓，促进脓痰排出，利于控制感染。为什么不用清热解毒药？一是肺心病系反复发作、迁延而成的疾病，本虚是其根本，痰瘀加外邪是其标实，且内热多是痰郁而化，故祛痰行瘀是去标实之法，痰去则邪热自去；二是西医用抗生素抗感染治疗，临床中的确可认为抗生素有中药清热解毒之功；三是清热解毒药损伤患者脾胃，降低病人免疫力。使营养支持更加困难。

摘自：杨殿兴，罗良娟，邓宜恩，等．四川名家经方实验录［M］．北京：化学工业出版社，2006：291.

案6　魏长春茯苓四逆汤案

陶某，男，60岁。1980年3月3日初诊。

素有“慢支”“肺气肿”“肺心病”等，已历10余年，每遇天气变化则作。刻诊：面色黯滞，唇及四肢发绀，咳嗽气急，心悸，坐卧不宁，肢冷。脉伏，舌色紫黯，苔白而灰糙。辨证：阴虚于内，阳脱于外，急予回阳救逆。处方以茯苓四逆汤加减。

茯苓9g　西党参9g　熟附子6g　炙甘草6g　干姜3g　黑锡丹3g（吞）

3剂后，面唇发绀已瘥，咳嗽气急亦缓，肢端仍发绀，便溏，尿少，脉沉细，舌质黯红，苔黄灰而腻。脾胃阳虚未复，仍用前方，熟附子加至9g，西党参加至15g。

3剂后，面色转红润，气平，肢暖，二便正常。

1980年11月6日，因受凉感冒复发，病证如前，咳喘痰多，面色白，予茯苓四逆汤合麻黄附子细辛汤加黑锡丹，五剂后病情见瘥，去黑锡丹，调治半月后缓解。

【原按】

《伤寒论·太阳病》：“发汗，若下之，病仍不解，烦躁者，茯苓四逆汤主之”。肺心病有喘脱之危险，本案虽属于外邪引发，但体温不升，外无表证可见，亦无痰热交阻之象，属久病精气内虚，阳脱于外之候，故无须宣肺，急益气、温里、回阳，予茯苓四逆汤。其组成包括了四逆汤、四逆加人参汤和干姜附子汤三个方剂，均有回阳救逆之功，因此茯苓四逆汤仍为回阳救逆。因阴伤而出现烦躁，故加人参以生津，茯苓以宁心。人参配姜附，于回阳之中有益阴之效，益阴中有助阳之功，阳虚而阴液不济者，多取此法。6剂后诸症缓解。8月后复感外邪引发，但咳喘较为明显，痰多色白，有痰湿内阻之象，证属少阴、太阳同病，故予麻黄细辛附子汤加黑锡丹，发表温里，回阳纳气而收功。

摘自：温成平．现代疑难病经方验案评析［M］．北京：人民军医出版社，2007：155.

中篇

中医病证篇

第一章 感 冒

感冒是感受触冒风邪或时行病毒，引起肺卫功能失调，出现鼻塞、流涕、喷嚏、头痛、恶寒、发热、全身不适等主要临床表现的一种外感疾病。感冒又有伤风、冒风、伤寒、冒寒、重伤风等名称。

感冒为常见多发病，一年四季均可发病，以冬春季为多。轻型感冒可不药而愈，而重症感冒却能影响工作和生活，甚至可危及小儿、年老体弱者的生命，尤其是时行感冒暴发时，迅速流行，感染者众多，症状严重，甚至导致死亡，造成严重后果。且感冒也是咳嗽、心悸、水肿、痹病等多种疾病发生和加重的因素。故感冒不是小病，须积极防治。

感冒有普通感冒与时行感冒之分，普通感冒相当于西医学的普通感冒、上呼吸道感染，时行感冒相当于西医学的流行性感冒，故西医感冒、上呼吸道感染、流行性感冒可参考本节辨证论治。

案 1　刘渡舟麻黄汤案

刘某，男，50 岁。

隆冬季节，因工作需要出差外行，途中不慎感受风寒之邪，当晚即发高热，体温达 39.8℃，恶寒甚重，虽覆两床棉被，仍洒淅恶寒，发抖，周身关节无一不痛，无汗，皮肤滚烫而咳嗽不止。视其舌苔薄白，切其脉浮紧有力，此乃太阳伤寒表实之证。治宜辛温发汗，解表散寒。用麻黄汤：

麻黄 9g　桂枝 6g　杏仁 12g　炙甘草 3g

1 剂服药后，温覆衣被，须臾，通身汗出而解。

【原按】

麻黄汤为发汗之峻剂，用之不当，易生它变，不少临床医生畏惧麻、桂，不敢投用。一见发热，便认为是温热之证，滥用辛凉之品，反令表寒闭郁，久久不解，或致久咳不已，或致低热不退，或致咽喉不利等，不一而足。盖表实证之发热，乃由卫阳闭郁，正邪交争所致，故发热必伴有恶寒。这与温热病的发热不恶寒，并伴有口渴伤津之候，有其本质的区别。风寒郁闭卫阳，故直须辛温发汗，寒随汗出，卫气一通，则发热自退，即《内经》所谓“体若燔炭，汗出而散”也。

摘自：陈明，刘燕华，李芳．刘渡舟临证验案精选［M］．北京：学苑出版社，1996：1.

案 2　曹颖甫麻黄汤案

俞右，住高昌庙维德里一号。

伤寒，头项强痛，恶寒，时欲呕，脉紧，宜麻黄汤。

麻黄五钱　桂枝五钱　杏仁三钱　生草三钱

【原按】

病者服此方后，绝不汗出。阅者或疑余作诳言，安有服麻桂各五钱，而无反响者乎？非也，有其故在。缘病者未进药之先，自以为大便不通，误用泻盐下之。及其中气内陷，其脉即由浮紧转为微细，故虽服麻黄汤，而汗勿出。二诊，师加附子以振心阳，救逆而瘥，此不汗出之因于误治者也。余更目睹师治史惠甫君之弟，发热，恶寒，无汗，用麻桂各三钱，一剂，亦绝不汗出。二剂加量，方得微似汗解。其故安在？盖史君弟执业于鸿昌造船厂，厂址临江，江风飒飒，史弟平日督理工场之间，固曾饱尝风露者，此不汗出之因于地土者也。又余在广益医院治一人，衣冠楚楚，发热，恶寒，无汗，头痛，与麻桂各三钱，余药称是。次日二诊，谓服药后，了无变化。嘱再服原方。三诊又然。余疑院中药量不足，嘱改从药铺购服。四诊，依然未汗出，余百思不得其故。及细询其业，曰：“吾包车夫也。”至是，余方恍续表然。盖若是之人，平日惯伍风寒，本不易受风寒之侵袭。若果受其侵袭，则其邪必较常人为重，此不汗出之因于职业者也。然凡此诸例，其不汗出，犹可理解。余又曾治一妊妇肿病，面目手足悉肿。一时意想所至：径予麻黄汤加味。次日复诊，肿退其半。问曾汗出否？曰，否。问小便较多否？又曰，否。然余未之信也，予原方加减。三日，肿将退净，仍问其汗与小便各如何？则又矢口否认。倘其言果属真切，则若不曰：水化为气，无形外泄，而承认生理学上之所谓“潜汗”，直无理足以释之。嘻，病情万变，固有不可以常理格之者，惟亲历者能信是言。

曹颖甫曰：发热恶寒无汗，而两脉浮紧者，投以麻黄汤，无不应手奏效。辛未六月，有乡人子因事居舍弟裔伯家，卒然觏病，发热恶寒，拥被而卧。寒战不已。长女昭华为疏麻黄汤。服后，汗出神昏，裔伯大恐。不逾时，沉沉睡去，日暮始醒，病若失。大约天时炎热，药剂太重，以致神昏，非有他也。今年阴历十一月初一日，余在陕西渭南县，交通银行行长曹某之弟志松病，发热无汗脉浮紧，余用麻黄三钱，桂枝四钱，生草三钱，杏仁五钱，服后，微汗出，脉微，嗜卧，热退，身凉，不待再诊，病已愈矣。又记昔在丁甘仁先生家，课其孙济华昆季，门人裴德炎因病求诊于济万，方治为荆防等味，四日，病无增减，亦不出汗。乃招余往诊，余仅用麻黄二钱，桂枝一钱半，杏仁三钱，生草一钱。明日，德炎不至，亦不求再诊，余甚疑之。越日，德炎欣然而来曰，愈矣。余按伤寒始病脉之所以浮紧者，以邪正交争于皮毛肌腠间，相持而不下也。一汗之后，则皮毛肌腠已开，而邪正之交争者解矣。世人相传麻黄多用亡阳，而悬为厉禁，然则病太阳伤寒者，将何自而愈乎？

摘自：曹颖甫．经方实验录［M］．上海：上海科学技术出版社，1979：12-13.

案3 任继学桂枝汤案

吴某，女，63岁。

1987年11月21日因晨起外出跑步锻炼，汗出去衣，至晚觉头痛头晕，鼻塞流涕，咳嗽喉痒，身酸楚，肢节不舒，动则身汗欲出而不达，颜面不红，口唇红润，舌淡红，咽不赤，苔薄白而润，尺肤微热，脉沉缓无力。病发于小雪前两日，为运气正值终之气运，为顺化之季，候反温，其病温，治宜咸补，以甘泻之，以酸收之。

桂枝15g 芍药10g 甘草5g 生姜3片 大枣3枚

服药后吸热粥以助药力，1剂而痊。

【原按】

本证乃风温初起之候，由正虚外感风热所致。《温病条辨》曰："太阴风温、温热、温疫、冬温，初起恶风寒者，桂枝汤主之。"盖温病初起，虽有风寒之状，亦不可"汗而发之"，但宜解肌祛邪，调和阴阳。正如吴瑭所说："盖温病忌汗，最喜解肌，桂枝汤本为解肌，且桂枝芳香化浊，芍药收阴敛汗，甘草败毒和中，姜枣调和营卫。温病初起，原可用之。"据任氏经验，桂枝汤不但善治虚人外感风寒之病，而且善治虚人外感风热之恙，临床上常用于治疗冬春两季感冒（风寒或风热侵袭），每获佳效。

摘自：任继学．桂枝汤临床一得［J］．江西中医药，1988（2）：10.

案4 陈瑞春桂枝汤案

吴某，男，47岁，干部。1984年3月10日就诊。

病者入春以来，经常感冒，自觉周身不适酸疼胀痛，关节胀痛，背部如冷水浇样，洒淅恶寒，不发热，鼻塞流清涕，舌苔白润，脉浮而软。拟用桂枝汤加味。

桂枝 10g　白芍 10g　甘草 6g　防风 6g　威灵仙 10g　生姜 3 片　大枣 3 枚

嘱服 2 剂。

服药后，病者告谓，身如浴日，温暖如常，诸证如失。遂以原方加生黄芪 15g、白术 10g，再服 2 剂告愈。

【原按】

桂枝汤治虚人感冒是首选方，加入祛风的防风、威灵仙，既可疏风胜湿，又可达表祛邪。表证已罢，再合玉屏风散，使之益气固表与调和营卫并行，以求治本。

摘自：陈瑞春．伤寒实践论［M］．北京：人民卫生出版社，2003：2.

案 5　赵守真桂枝新加汤加附子案

朱某，男。

体羸瘦，素有遗精病，又不自爱惜，喜酒多嗜好，复多斫丧。平日恶寒特甚，少劳则喘促气上，其阳气虚微，肾元亏损也明甚。某冬日赴席邻村，醉酒饱食，深夜始归，不免风寒侵袭。次日感觉不适，不恶寒，微热汗出，身胀，头隐痛。自煎服葱豉生姜汤，病未除，精神不振，口淡不思食，兴而来诊。切脉微细乏力，参之前证，则属阳虚感冒，极似太少两感证，其与麻黄附子细辛汤、麻黄附子甘草汤两方，殊不宜阳虚有汗之本证。遂改用桂枝加芍药生姜人参新加汤，又增附子，并加减分量，斯与治合证情。

党参 15g　桂枝、芍药、甘草各 9g　生姜 4.5g　大枣 5 枚　附子 9 克嘱服3帖再论。

复诊：诸症悉已，食亦略思，精神尚显委顿，脉仍微弱。阳气未复，犹宜温补，处以附子汤加巴戟、枸杞、鹿胶、芦巴补肾诸品，调理善后。

【原按】

本案素久肾元亏损，阳不外固，即感于寒而成太少两感证，其麻附辛汤亦当掂量用之。因本方是用于“少阴病，始得之”，与本案之肾元久亏不符，况麻黄宣发，细辛温窜，如再发汗则足以损其阴津，病转恶化，此当所忌。唯桂枝新加汤再加附子，于阴中求阳，使阳固阴守，庶病可愈。

摘自：赵守真．治验回忆录［M］．北京：人民卫生出版社，1962：5-6.

案6　余无言桂枝麻黄各半汤案

病者胃素不健，体质不强，表里津液不足，非盛夏则皮肤无汗，至严冬则小便颇多，故平素即大便干燥。忽患伤寒，余诊其发热恶寒，头痛肢痛，项背腰臀，均觉痛楚，两目带红，而唇齿干燥。予以桂枝麻黄各半汤，服如桂枝汤法。一剂而缓汗解，再以小量之小承气汤，微和其里，便通即愈。

友人杨达奎教授，胃纳不甚强健，故体质不强。周身皮肤干燥不泽。平素颇喜品茶，虽每日饮多，而小便亦多，故其津液显然呈不足之象。非至盛夏之时，则皮肤无汗。一至严冬之际，则小便更多。此所以肌肤索泽，而为大便干燥之因也。在1949年冬月下旬，忽患伤寒。始则啬啬恶寒，及四肢手足关节，均觉酸楚。而独皮处无汗，气息微喘，而微有恶心。经余诊之，断为正伤寒之候。

杨君闻之，以为必用麻黄汤方，盖向知余治伤寒而喜用经方也。余曰：“以君之证，麻黄汤在所必用。以君之体质，素来津液不足，麻黄总嫌太峻，盖不能大发其汗也。余有一法，改用桂枝麻黄各半汤，服如桂枝汤法。即服药后，俟微有汗意之时，再饮热粥一小碗，使微汗缓缓外透。不可令如水淋漓，如此则病必除矣。”杨君然之，其夫人秦碧筠亲为煎药。如法服后，约半小时，果然微汗出矣，头面胸腹及四肢，均感微湿，而周身疼痛已较松。乃将预先煮好之热稀粥，以汤瓢与之。服粥后，微汗时间更为延长，先后约三小时，而寒热渐退，身疼立瘳。晚间续服第二煎，其病爽然若失。

次日复诊，见其体温复常，毫无所苦，惟舌苔微腻。询其大便，因素来大肠津液不足，必隔二三日一解。今前后计之，已五日未解。按其腹部，脘口尚和，惟按其脐下少腹，微有硬痛耳。再为之处以小承气汤，量亦较少。令其煎服之后，只求大便一通，即停后服，目的在微和其胃肠，而不在大攻也。迨一服之后，大便果下燥黑之粪球数枚，夹以溏黏之半流动物，而表里均和而痊矣。

桂枝麻黄各半汤方

川桂枝二钱五分　京赤芍一钱五分　生麻黄一钱五分　炙甘草一钱五分　杏仁泥三钱　生姜三片　红枣五枚

小承气汤方

锦纹军二钱　川厚朴二钱　炒枳实二钱五分

【原按】

冬月正伤寒，用仲景麻黄汤法，效如桴鼓。我在1964年去河南许昌参加社教运动，冬令曾治两例较典型的伤寒病证，一例用麻黄汤原方，一例以其发热恶寒、头痛以巅顶部为尤甚，加用藁本10g，两例均以2剂治愈。先父治邓某案，疏方麻黄汤加羌活、白芷。由于煎服未如法，影响效验，遂重予指导煎服（方药置药罐中，生水浸泡半小时许，然后以慢火煎，渐至于沸；约又20分钟，药汤已浓，其色深黄而带棕色，离火2分钟，过滤药汁与服）告痊。治杨某案，结合患者体质的津液不足及伤寒兼证所见，先以桂麻各半汤主治，热退症除，再以小承气汤微下而安。此属“先表后里”治法。然此案前后所用二方，先父尤注意其小承气汤的用量：大黄、川朴各6g，炒枳实7.5g。是为“小其制”。先父尝云：“用仲景治伤寒方，要在辨证确切，并当审视患者之体质及兼症，以决定是否用原方或加减化裁与服。再者，煎服法易为医生、患者所忽略，是故‘方’与‘法’的合理应用是学习仲景著述的重要环节之一。”

摘自：单书健，陈子华．古今名医临证金鉴·外感热病（卷上）［M］．北京：中国中医药出版社，1999：293.

案7　俞长荣桂枝二麻黄一汤案

李某，男，49岁，1963年4月1日就诊。

恶寒战栗，发热，热后汗出身凉，日发1次，连续3日。伴见头痛，肢酸，腰疼，咳嗽痰少，食欲不振，二便自调。脉浮紧，舌苔白厚而滑。治宜辛温解表轻剂，与桂枝二麻黄一汤。

处方：桂枝9g　白芍9g　杏仁6g　炙甘草6g　生姜6g　麻黄4.5g　大枣3枚

服药后，寒热已除，诸症悉减。现惟心悸少气，昨起腹中微痛而喜按。大便正常，脉转弦缓。此因外邪初解，荣血不足，气滞使然，遂与小建中汤，1剂而安。

【原按】

恶寒发热，头痛肢楚，日发1次，连续3日，但无心烦喜呕，胸胁苦满，知未入少阳；又二便自调，知未传阳明。邪在太阳之表，其脉浮紧，本当麻黄取汗，但虑已出汗，不便峻剂发表，故取桂二麻一汤以小发其汗，宣利肺气。

摘自：俞长荣．伤寒论汇要分析［M］．福建科学技术出版，1964：70-71.

案 8　张锡纯大青龙汤加天花粉案

曾治一人冬日得伤寒证，胸中异常烦躁。医者不识大青龙证。竞投以麻黄汤。服后分毫无汗，胸中烦躁益甚，自觉屋隘莫能容。诊其脉洪滑而浮，治以大青龙汤加天花粉 24g。服后 5 分钟，周身汗出如洗，病若失。

【原按】

大青龙证与麻黄证表实虽同，而烦躁一证为麻黄证所不备也，此内有郁热之象，治宜解表同时兼清其里。麻黄汤有发汗之用而无清里之功，用之不惟不切病情，反增内热，故烦躁益甚，当以大青龙汤发表清里，待龙腾雨降，郁热顿除，则烦躁自解。

摘自：张锡纯．医学衷中参西录［M］. 石家庄：河北人民出版，1957：143.

案 9　冯世纶大青龙加半夏苍术薏苡败酱草桔梗汤案

史某，男，3 岁，初诊日期：2011 年 3 月 16 日。

感冒两周，鼻塞流涕，涕黏白，咳嗽不明显，咽中有痰，盗汗，大便 1 日 1 次，偏干，舌淡润苔白，脉弦细数。

辨六经属太阳阳明太阴合病而津伤挟痰饮，辨方证为大青龙加半夏苍术薏苡败酱草桔梗汤。

处方：麻黄 10g　杏仁 10g　炙甘草 6g　桂枝 10g　生薏苡仁 18g　败酱草15g　桔梗 10g　生石膏 45g　清半夏 15g　苍术 15g　生姜 15g　大枣4 个

2 剂，石膏同煎，两日 1 剂。

结果：患者服完 2 剂后，诸症痊愈。

【原按】

基于六经八纲分析症状。患者感冒、鼻塞流涕为寒邪束表之太阳证；

涕黏、大便偏干、脉细数为里热灼伤津液之阳明证；咳嗽、咽中有痰、舌淡润苔白、脉弦提示里有痰饮。结合大青龙汤的方证含义，应予大青龙汤，因痰饮寒象甚明，故加温燥痰湿的清半夏、苍术，加桔梗利咽排痰，薏苡仁、败酱草清热、排脓、消肿。

摘自：鲍艳举，何振东．冯世纶经方带教医案［M］．北京：人民军医出版社，2012：5.

案10　陈志恒小柴胡汤案

帅某，女，76岁，某研究院退休职工。

据家属代述，因发热10多天，住院已1周多，经查血、胸透及多种检查，尚未明确诊断，治疗亦未见好转，近又发现左侧颈部有一如黄豆大之淋巴结肿大，医生拟做“活检”，患者坚持不愿接受，要求服用中药治疗，故前来求诊。询其详情：病因受凉而起，初觉畏寒、发热、头痛。自服感冒药未好，便到门诊输液两天，发热仍然不退，遂入院治疗，每天寒热时作，犹如发疟疾一样，体温时高时低，高时达39℃以上。头晕目眩，口干苦，不思饮食，大便尚通，小便少。诊其脉得弦紧之象。苔白微腻，舌尖略红。

中医辨证：伤寒邪传少阳，病在半表半里。

治法：和解少阳。

处方：柴胡15g　黄芩10g　半夏12g　生姜10g　茯苓10g　陈皮6g　大枣10g　炙甘草5g

2剂，水煎去滓，再煎温服，嘱先服1剂，以观病情进退。

次日来电称：服药1剂后，发热已退，嘱继续服完第2剂，并注意病情有无反复，再议。第4天，患者竟然随其女来到门诊，谓服完第2剂后，寒热未再发作，体温已经正常，二便通利，精神好转，故已出院，拟再来看看。笔者见患者诸症已平，脉象已转缓和，遂改拟六君子汤加谷芽、麦芽、神曲方 2 剂与服。随后经调理半月而安。

【原按】

此例患者因受凉发病，初见恶寒、发热、头痛之时，其病在表，本当汗解，由于失治，致使邪传少阳，故有寒热时作，有如疟状，实为往来寒热之象，加之尚有头晕目眩、口干苦、不思饮食、脉弦紧等，辨病在少阳并不难，一经按法治之，故能获效如此。方中加陈皮、茯苓，意在增强和胃和利小便的作用。可见，仲景之书不可不读，否则易治者亦成难治，岂不可叹！

摘自：杨殿兴，罗良娟，邓宜恩，等. 四川名家经方实验录［M］. 北京：化学工业出版社，2006：270-271.

案 11　郭子光柴胡桂枝汤案

祝某，女，27 岁，农民。

半月前因受凉感冒，出现恶寒发热，微汗出，头身疼痛，尤以四肢疼痛更甚，去当地医院诊治，服中西药物未效。更见心跳心累，口苦咽干，呕恶欲吐，于 1975 年 11 月 11 日来院就诊。察其面色暗淡，精神欠佳，头围帕子，身着厚衣，有畏风之感。舌质淡，苔白，脉弦细而浮。此寒邪入里化热，少阳兼表，营卫失和之证。治宜和解表里，调和营卫，方予柴胡桂枝汤。

处方：柴胡 12g　黄芩 12g　法半夏 12g　党参 15g　大枣 6 枚　桂枝 12g　白芍 12g　生姜 3 片　甘草 3g

服上方 1 剂症减，2 剂而愈。

【原按】

《伤寒论》第 151 条云："伤寒六七日，发热，微恶寒，支节烦痛，微呕，心下支结，外证未去者，柴胡桂枝汤主之。”本案寒邪入里化热，既有表，复有里，治疗若先解其表，则少阳之证难愈，如先治其少阳之证，则太阳表虚之证不解，故宜表里同治，方用小柴汤和解表里，桂枝汤调和营卫，表解里和，故效如桴鼓。

摘自：周天寒．郭子光应用经方验案［J］．实用中医药杂志，1994，（1）：6-7.

案 12　陈瑞春柴胡桂枝汤案

李某，男，62 岁，退休工人，1983 年 4 月 10 日就诊。

患者自退休后，常感心胸郁闷，精神不振，遇阴雨低温气候，易发周身不适，或肩背胀，关节痛，或四肢沉重，二便如常，舌象平，脉缓而软。曾服益气养血、滋阴补肾、祛风胜湿之剂均无效。经西医多项检查未发现器质性病变。辨证为气机内郁，招致外邪。治以内通气机，外调营卫，拟柴胡桂枝汤。

处方：黄芩 5g　甘草 3g　柴胡　桂枝　白芍　法半夏　生姜　大枣　郁金　炒谷芽　炒麦芽各 10g

每日 1 剂，水煎服，连服 7 剂。

复诊时患者喜告：半年多来四处求医，唯此次服药见效，不仅病症大减，且周身清爽，精神振作，饮食倍增，要求再服。嘱以原方再进 7 剂，隔日 1 服，以资巩固。

约半年后病者告知，前服 7 剂，病已痊愈。后凡遇病恙，自取此方照服而效，现已神爽体健，食寐俱佳。

【原按】

情志久郁，气机不宣，转枢不利则营卫出入为之不畅，时邪贼风则乘机外袭，内外相引而成杂病。柴胡桂枝汤稍加减，以柴胡类疏气解郁，以桂枝类疏风卫外，用于内郁外感相合为病而偏风寒者，无不恰到好处。

摘自：刘英锋，刘敏，陈瑞春．柴胡桂枝汤在外感杂症中的应用［J］．新中医，1997，（12）：44.

案 13 郭子光小柴胡汤合白虎汤案

黄某，男，52 岁，中学教师。1999 年 8 月 27 日初诊。

病史：前日午后突然恶寒、发热。自测体温 39.2℃，立即就近去本市某市级医院急诊，做血常规检查，结果显示血象不高，认为系“病毒感染”所致，当即输注青霉素、柴胡针等，一度汗出热退；次日午后体温旋复，全身酸软乏力。患者略知医道，闻知是“病毒感染”，认为还是中医药较好而来求诊。

现证：自测体温 39℃（上午 11 时），恶风寒、发热汗出，头疼身痛，日苦欲呕，咽喉干微痛，口渴喜冷饮，心烦，四肢烦软，两小腿疼痛，饮食尚可，小便正常。大便两日未解。察其体质中等，神清气和，面色红光，唇红而干，咽喉部焮红。舌质红，苔白干，脉浮洪滑数。

辨治：患者恶寒发热，头身疼痛是风寒在太阳之表；其高热、汗出、脉洪数等症，表明寒邪化热已入阳明之里，其口苦、心烦、欲呕诸症，提示病涉少阳之域，其咽干而痛、口渴等表明温邪上受初感。故本案乃三阳合病，寒温合邪之患。

治当寒温合法，三阳并治。用小柴胡汤合白虎汤加减。

处方：柴胡 20g　黄芩 20g　法半夏 15g　生石膏 50g　知母 15g　防风 15g　羌活 15g　葛根 20g　金银花 20g　连翘 20g　牛蒡子 10g　板蓝根 30g　谷芽 30g　甘草 10g

服 2 剂，1 日 1 剂。每剂煎 2 次，首次淡煎，第 2 次浓煎，两次药液混合，分 4 次（日 3 次夜 1 次）服完。服药期间进清淡饮食。

二诊（1999 年 8 月 9 日）：上方服完 1 剂，当天夜半汗出热退身凉，昨晨解大便一次，量甚多，诸症缓解，已服完2剂。体温一直正常，一身轻松，唯两小腿仍然疼痛，口干咽干，日淡乏味。察其神色正常，舌苔白干少津，扪其小腿触痛明显，脉细缓。上诸症，系热病解后，津液损伤，脾胃未复；而其小腿之触痛，当是寒温之毒，留滞筋肉，未能尽解，以及阴液损伤失于濡之故。治以养阴生津。清热解毒之法，用金银花、连翘、牛蒡子、板蓝根，益胃汤、芍甘汤合方服。

处方：金银花 30g　连翘 15g　板蓝根 30g　牛蒡子 15g　麦冬 30g　玄参15g　生地黄 16g　沙参 15g　白芍 30g　炙甘草 10g　谷芽 30g

每日1剂，服4剂，每剂煎2次，两次药液混合，分3次服。

三诊（1999年9月8日）：服完4剂方药后，诸症皆消，胃口恢复。今索方善后调理，防止感冒。乃用玉屏风散加板蓝根、谷芽，固表实卫与服。

【原按】

患者初诊时两日不解大便，提示阳明气分之热有入腑成实之兆，服药1剂即解大便，量甚多，是上焦得清，津液得下，胃气因和之故。不通腑而腑自通也。其小腿疼痛、触痛，当时西医认为是“病毒性肌炎”所致，此例程度较轻。重者可延续10余日始愈，治疗上总以清热解毒、养肝柔筋，有的则当清热除湿为主。

摘自：杨殿兴，罗良娟，邓宜恩，等．四川名家经方实验录［M］．北京：化学工业出版社，2006：333-334.

案14　曹颖甫桂枝加大黄汤案

庆孙，七月二十七日。

起病由于暴感风寒，大便不行，头顶痛，此为太阳阳明同病。自服救命丹，大便行，而头痛稍愈。今表证未尽，里证亦未尽，脉浮缓，身常有汗，宜桂枝加大黄汤。

川桂枝三钱　生白芍三钱　生草一钱　生川军三钱　生姜三片　红枣三枚

【原按】

治病当先解其表，后攻其里，此常法也，前固言之稔矣。余依临床所得，常有表解之后，其里自通，初不须假药力之助者。缘先表束之时，病者元气只顾应付表证，不暇及里，及表解之后，则元气自能反旌对里。夫元气之进退往返，谁能目之者，然而事实如此，勿可诬也。故余逢表束里张之证，若便闭未越三日者，恒置通里于不问，非不问也，将待其自得耳。

若本汤之合解表通里药为一方者，又是一法。然其间解表者占七分，通里者占三分，不无宾主之分。以其已用里药，故通里为宾，以其未用表药，故解表为主，双管齐下，病去而元气乃无忧。

摘自：曹颖甫．经方实验录［M］．上海：上海科学技术出版社，1979：46-47.

案 15　姜春华桂枝加葛根案

杨某，女，65 岁。

患高血压病，项背强，近患感冒，有汗，鼻塞，头痛，舌淡，苔白，脉浮弦。

桂枝 6g　芍药 6g　葛根 30g　甘草 6g　生姜 3 片　大枣 4 枚

方 3 剂。

【原按】

风寒感冒表虚有汗，宜用桂枝汤解表。高血压病项强，宜用葛根降血压并治项强。桂枝加葛根汤，药证相符，果服药后诸证悉除。

摘自：姜春华．经方应用与研究［M］．北京：中国中医药出版社，1994：34.

案16　胡希恕葛根加半夏汤案

任某，女，21岁，1965年12月21日初诊。

昨日感冒，头痛头晕，身疼腰痛，恶心呕吐，恶寒，并素有腹痛大便溏泻，脉浮数，苔白。证属太阳阳明合病，为葛根加半夏汤适应证。

葛根12g　麻黄10g　桂枝10g　生姜10g　白芍10g　大枣4枚　炙甘草6g　半夏12g

服1剂证大减，2剂证已。

【原按】

此案正与葛根加半夏汤证相合，是投之即效。据报道，只本方治疗肠胃型风寒感冒效佳，不论有无下利，皆可使用。

摘自：冯世纶，李惠治，张长恩，等．经方传真［M］．北京：中国中医药出版社，1994：88.

案17　刘渡舟桂枝加附子汤案

王某，男，25岁。

患者身材高大，体魄雄伟。夏季某日与妻子同房后，因觉燥热而置两腿于窗户之上，迎风取爽。几天后，左腿疼痛，左小腿拘挛而屈伸不利。针、药屡治不效。脉弦迟，舌苔水滑。

桂枝18g　附子12g　白芍9g　大枣7枚　生姜9g　炙甘草6g　木瓜9g　独活6g

服药2剂后，痛止腿伸而愈。

【原按】

房事之后，精泄而内虚，不知慎护，但图凉爽，使风邪乘虚而入。《素问·风论》云："入房汗出中风，则为内风。"脉弦迟而舌苔水滑，则阳气内虚。外有风邪，内有阳虚，治宜扶阳解表，两相兼顾。用桂枝加附子汤，再加木瓜以利筋骨，加独活以散风气。刘老还认为，本方有温经散寒之用，可治风寒肢痛。若因风寒痹阻之麻木不仁者，可酌加当归、红花等理血之品，则起效更捷。

摘自：刘渡舟．经方临证指南［M］．天津：天津科学技术出版社，1993：4.

案 18　章次公桂枝加附子汤案

李某，男，老年人各部功能皆形衰减，稍有感冒，遂困惫异常，冷汗如潘。予桂枝汤加附子，咳加紫菀，苔腻加草果。

桂枝 5g　炮附子 5g　白芥子 5g　杭芍 12g　炙紫菀 9g　煨草果 6g　粉甘草3g　羌活 6g　桑寄生 12g　香白芷 9g　生姜 3 片　大枣 7 枚

【原按】

此案冷汗如潘，乃心阳衰微之征，虽有感冒，不可攻表。先生认为“桂枝汤并非表药，强壮剂也”。机体功能增强，何患外感不愈。方中加附子，力挽衰微之心阳。

摘自：朱良春执笔门人集体整理．章次公医案［M］．南京：江苏科技出版社，1980：8.

案 19　裴永清麻黄附子细辛汤案

沙某，男，67 岁，黑龙江某县名老中医兼县卫生局局长。于 1980 年 2 月 6 日初诊。

感冒发烧，周身及关节酸楚难忍已 2 周，自服羚羊感冒片、银翘丸、镇痛片、安乃近等多种中西成药，注射阿尼利定数支，均不见效果。余诊之，病人蜷卧，喷嚏频频，恶寒打抖，鼻塞流清涕，头痛甚剧，自觉恶寒，不觉发热，只有在用体温表时方测得体温 37.9℃，舌淡苔薄。脉沉。

诊为少阴伤寒，治以温阳解表法。

麻黄 6g　炮附子 12g　细辛 3g　藁本 3g　羌活 3g　炙甘草 3g

【原按】

本方即麻黄附子细辛汤加味而成，因清涕多和头痛甚，加藁本、羌活以解之；感寒数日不解，加炙甘草安内攘外，调和诸药，兼取麻黄附子甘草汤之义。服 1 剂药后其病状减半，又服 1 剂，脉静身安。

摘自：裴永清．伤寒临床应用五十论［M］．北京：学苑出版社，1999：219.

案 20　裘沛然麻黄附子细辛汤加甘草案

钱某，男，30 岁。1974 年 9 月 26 日初诊。

3 日来发热恶寒，下利清稀，继则神情昏惫似寐，四肢清冷，脉重按不至，血压 4.0/0kPa，少阴病已见亡阳之象。《伤寒论》有“脉不至者，灸少阴七壮”之文，因遵经旨灸足少阴经原穴太溪，艾柱直接灸五壮，灸后 10 分钟而脉出，血压升至 100/80mmHg。神气已振，下利亦减，唯发热又起，乃予麻黄附子细辛汤加甘草。

麻黄 6g　细辛 9g　熟附块 9g　炙甘草 9g

水煎服。

服 1 剂而热退，诸证均除。

【原按】

患者开始得病即有发热恶寒、下利清稀、四肢逆冷之症，本是太阳、少阴二经表里俱病之证。由于下利清稀，又进一步导致正气暴虚，元阳衰竭，脉气不能接续，出现两脉重按不至。血压下降的虚脱危证。根据急则救里之法和少阴病脉不至可灸之旨，故急灸其足少阴肾经之原穴太溪，以通阳复脉。宋代医家许叔微曾有“趺阳胃脉定生死，太溪肾脉为根蒂”之说，因此急用大艾炷灸五壮于太溪穴，灸后仅 10 分钟果收脉出、利减之显效，由此证明后世有谓“六经非经络”之说的非是。患者灸后发热又起，是少阴阳气渐回、寒邪外出太阳之表现，故用麻黄附子细辛汤内服，以振奋阳气，外达寒邪。灸药并施，取效更捷。

摘自：王庆其．裘沛然辨治少阴病的经验［J］．中国医药学报，1982，7（3）：35-38.

案21 刘渡舟大青龙汤案

黄某，男，28岁。

隆冬感受寒气，症见高热（39.5℃），恶寒，头身肢节皆痛，无汗，心烦，口不渴。病已3天，曾用柴胡注射液，服A.P.C及桂枝加葛根汤无效。舌红苔白，脉浮紧有力。寒郁化热，治当发汗。

麻黄10g　桂枝6g　杏仁10g　生石膏15g　大枣10枚　生姜10g　炙甘草6g

1剂。初服无汗，复服后汗出遍体，浸渍衣裤。发热等证随汗出而解。

摘自：刘渡舟．经方临证指南［M］．天津：天津科学技术出版社，1993：89.

案22 刘渡舟葛根汤案

朱某，男，55岁。

外感风寒，患头项部强直疼痛已2天。伴肢节疼痛，恶寒，无汗，口不渴。舌苔白，脉数有力。治用葛根汤原方。

葛根15g　麻黄10g　桂枝10g　生姜10g　白芍10g　大枣10枚　炙甘草6g

服药后，始觉后背发热，继而布达全身，汗出。2剂愈。

摘自：刘渡舟．经方临证指南［M］．天津：天津科学技术出版社，1993：21.

案 23　章次公当归四逆加吴茱萸生姜汤案

葛某，女。在感冒流行之际，虚人最易感染，其发亦异于常人。今恶寒特甚，手足厥冷，脉细欲绝，盖当归四逆汤证也。

全当归 9g　川桂枝 6g（后下）　杭白芍 9g　北细辛 3g　梗通草 5g　淡吴萸3g　川羌活 9g　左秦艽 9g　清炙草 3g　生姜 2 片　大枣 7 枚

【原按】

虚人感冒，其发与常人有异，不可徒以解表为法。此人恶寒特甚，手足逆冷，脉细欲绝，乃是平素阳虚血弱，复受外寒，故用当归四逆加吴茱萸生姜汤。以细辛、羌活散寒；吴萸温中；当归、白芍活血养血；木通、桂枝通血脉；生姜、大枣调和营卫。

摘自：朱良春执笔门人集体整理．章次公医案［M］．南京：江苏科技出版社，1980：7.

案 24　刘渡舟桂枝二麻黄一汤案

刘某，女，12 岁。

初春感受风寒邪气，头痛发热，家人自购“平热散”，服药后汗出较多，随后发热消退。但第二天发热恶寒如疟疾之发作，上午一次，下午二次。脉浮略数，舌苔薄白而润。究其原因，属于发汗太过，在表之邪气反而稽留不解，当用桂枝二麻黄一汤小汗之法治疗。

桂枝 5g　白芍 5g　生姜 5g　大枣 3 枚　麻黄 3g　杏仁 3g　炙甘草 3g

1 剂。药后得微汗出而解。

【原按】

大凡先发热而后恶寒，或发热恶寒同时并存，寒热一天发作两次或数次，如疟状，大多属于太阳病变，多由表证发汗太过，损伤营卫，而邪气又得不到彻解所致，此类病证，或用桂麻各半，或用桂二麻一，效果理想。

摘自：刘渡舟．经方临证指南［M］．天津：天津科学技术出版社，1993：19.

案 25 刘渡舟桂枝二越婢一汤案

刘某，女，10 岁。

深秋感受寒凉之气，发热恶寒，每日发作数次，拖延数月末愈。脉浮无力，舌质红，苔薄白。饮食及大小便基本正常。此乃风寒郁表，日久不解，寒将化热之轻证。治用桂枝二越婢一汤。

麻黄 3g 桂枝 5g 白芍 5g 生姜 3g 大枣 4 个 石膏 6g 炙甘草 3g 玉竹 3g

共服 2 剂，得微汗出而解。

【原按】

本案发热恶寒，一日数发，表示太阳之邪未解；舌质红，反映表邪有入里化热趋势。脉本应浮紧而反无力，这是寒邪欲离肌表之征，即原文所谓“脉微弱者，此无阳也。”所以治疗不用单纯辛温的麻桂合方，而用桂二越一汤另加玉竹以解表清里，生津养液为治。

摘自：刘渡舟．新编伤寒论类方［M］．太原：山西人民出版社，1984：16.

小 结

感冒属于外感病，《伤寒论》是一部治疗以急性外感热病为主的经典著作，所以仲景方治疗感冒有其独特优势及指导意义，临床常以六经辨证理论论治。

太阳伤寒麻黄汤；太阳中风桂枝汤，气血津液不足身痛者加芍药生姜各一两人参三两新加汤，兼里实者桂枝加大黄汤，兼阳虚者桂枝加附子汤；太阳伤寒或中风，久病正虚邪恋或感邪不深，一日几度寒热交作，小剂量发汗桂枝麻黄各半汤、桂枝二麻黄一汤；虚人外感邪入少阳小柴胡汤，太阳少阳合病柴胡桂枝汤，太阳少阴合病麻黄附子细辛汤；太阳阳明合病表实里热兼水湿内停者大青龙汤，热多寒少无阳者桂枝二越婢一汤，项背强或下利，无汗者葛根汤，有汗者桂枝加葛根汤，兼呕吐者葛根加半夏汤。

感冒与其他外感病一样，证在表时变化多端而快。根据个人体质差异和感邪性质的不同，有时感冒传经迅速，很快出现并病，有时甚至一发病就可能是合病。所以胡老强调“临床辨证论治，不但要辨六经，更重要的是辨方证”。在治疗上，经方治疗感冒不仅分表实、表虚，更以阳证阴证来辨病，故解表并非徒用辛散药物发汗，有时须用和解、温补等方法方能驱除外邪。

第二章 咳 嗽

咳嗽是指外感或内伤等因素，导致肺失宣肃，肺气上逆，冲击气道，发出咳声或伴咯痰为临床特征的一种疾病。历代将有声无痰称为咳，有痰无声称为嗽，有痰有声谓之咳嗽。临床上多为痰声并见，很难截然分开，故以咳嗽并称。

咳嗽是内科中最为常见的疾病之一，发病率甚高，据统计慢性咳嗽的发病率为 3%～5%，在老年人中的发病率可达 10%～15%，尤以寒冷地区发病率更高。中医中药治疗咳嗽有较大优势，积累了丰富的治疗经验。

咳嗽既是独立性的疾病，又是肺系多种疾病的一个症状。西医学的上呼吸道感染、支气管炎、支气管扩张、肺炎等以咳嗽为主症者，可参考本病进行辨证论治，其他疾病兼见咳嗽者，可与本病证联系互参。

案 1 姜佐景小青龙汤案

张志明，住五洲大药房。

初诊：10 月 18 日，暑天多水浴，因而致咳，诸药乏效，遇寒则增剧。此为心下有水气，小青龙汤主之。

净麻黄钱半　川桂枝钱半　大白芍二钱　生甘草一钱　北细辛钱半　五味子钱半　干姜钱半　姜半夏三钱

【原按】

张君志明为余之好友，尝患疔毒。自以西药治之，增剧，因就余以中药治愈，乃叹中药之神。自后恙无大小，每必垂询，顾余以事冗，居恒外出，致常相左。某晨，君又贲临，曰：咳嗽小恙耳，何中医久治不瘥？并出方相示，则清水豆卷、冬桑叶、前胡、杏仁、赤苓、枳壳、桔梗、竹茹、牛蒡，贝母、瓜蒌皮、冬瓜子、枇杷叶之属。因询之曰：君于夏月尝习游泳乎？曰：然。君之咳遇寒则增剧乎？曰：然。余乃慰之曰：此证甚易，一剂可愈，幸毋为虑。因书上方与之。越二日，来告曰：咳瘥矣。即为书下方调理焉。

二诊（10月20日）：咳已痊愈，但觉微喘耳，此为余邪，宜三拗汤轻剂，夫药味以稀为贵。

净麻黄六分　光杏仁三钱　甘草八分

余屡用本方治咳，皆有奇效。顾必审其咳而属于水气者，然后用之，非以之尽治诸咳也。水气者何？言邪气之属于水者也。如本案张君因习游泳而得水气，其一例也；又如多进果品冷饮而得水气，其二例也；又如远行冒雨露，因得水气，其三例也；更如夙患痰饮，为风寒所激，其四例也。凡此种水气之咳，本汤皆能优治之。

顾药量又有轻重之分。其身热重，头痛恶寒甚者，当重用麻桂；其身微热，微恶寒者，当减轻麻桂，甚可以豆豉代麻黄，苏叶代桂枝；其痰饮水气甚者，当重用姜辛半味，因此四者协力合作，犹一药然，吾师用五味尝多至三钱，切勿畏其酸收；其咳久致腹皮挛急而痛者，当重用芍草以安之。否则，轻用或省除之，奏效如一。

要之小青龙证。在里为水气，在表为咳（咳之前喉间常作痒）。其表证之重轻，初可勿拘，其舌苔亦不必限于白腻。遑论其他或喘或渴或利或噎哉？此皆经验之谈，不必泥于书本者也。本年夏，友好多人皆习游泳，耽之不倦，虽雨天不已，一月前后，十九患咳，余悉以本汤加减愈之。

曹颖甫曰：予近日治丁姓妇十年痰饮，遇寒即剧，日晡所恶寒而喘，亦用此方。方用麻黄三钱，细辛二钱，乾姜三钱，白术三钱，半夏二钱，桂枝四钱。服经2剂，咳喘略减，而无汗恶寒如故。再加麻黄二钱，合五钱，细辛加一钱，合三钱，外加杏仁四钱，炮附子四钱，效否待明日方知。然则姜生治张君，两用轻剂而即效者，实由本年新病，不同宿疾之未易奏功也。

摘自：曹颖甫．经方实验录［M］．上海：上海科学技术出版社，1979：50-51.

案2　刘渡舟小青龙加石膏汤案

孙某，女，46岁。

时值炎夏，夜开空调，当风取凉，因患咳嗽气喘甚剧。西医用进口抗肺炎之药，不见效果。又延中医治疗亦不能止。马君请刘老会诊：脉浮弦，按之则大，舌质红绛，苔则水滑。患者咳逆倚息，两眉紧锁，显有心烦之象。辨为风寒束肺，郁热在里，为外寒内饮，并有化热之渐。为疏。

麻黄4g　桂枝6g　干姜6g　细辛3g　五味子6g　白芍6g　炙甘草4g　半夏12g　生石膏20g

仅服2剂，则喘止人安，能伏枕而眠。

【原按】

刘老认为，本方俱有寒热兼顾之能，燥而不伤之优。凡小青龙汤证的寒饮内留，日久郁而化热而见烦躁或其他热象，如脉滑、口渴，或舌红、苔水者，用之即效。

摘自：陈明，刘燕华，李芳．刘渡舟临证验案精选［M］．北京：学苑出版社，1996：20-21.

案3　胡希恕半夏厚朴汤案

黄某，女性，38岁，1966年2月12日初诊。

1周来咳嗽，吐白痰，咽痒胸闷，口干不欲饮，两胁胀，苔白厚腻，脉滑细。服汤药数剂而不效。证属里寒痰饮上犯，治以化饮降逆，与半夏厚朴汤：

半夏12g　厚朴10g　茯苓12g　苏子10g　橘皮15g　杏仁10g　桔梗10g　生姜15g

上药服2剂，咳即止。

摘自：冯世纶．经方传真（修订版）[M]．北京：中国中医药出版社，2008：234.

案4　冯世纶桂枝汤合半夏厚朴汤案

李某，男，40岁。

咳嗽，咯痰色白，身疼，四肢关节疼较明显，身有汗出，汗出后恶风，晨起口中有味，口干，欲饮，二便可，舌淡苔少，脉细弦。

桂枝10g　白芍10g　炙甘草6g　清半夏15g　厚朴10g　茯苓12g　杏仁10g　苏子10g　炙枇杷叶10g　桔梗10g　生姜15g

7剂水煎服。

【原按】

此人汗出、恶风、身疼为太阳表证，痰多、口干欲饮为里有停饮且津液已伤。辨证为太阳太阴合病，外邪里饮证。法当解表祛饮。因为有汗出，且津液已伤，故不为小青龙汤证，以免发汗更伤津液。用桂枝汤调和营卫以散表邪，合用半夏厚朴汤温中化饮止咳喘。再加桔梗、杏仁、炙杷叶宣降肺气。

摘自：马家驹，谢培凤．冯世纶教授应用桂枝汤加减验案三则［J］．辽宁中医药大学学报，2008（10）：169.

案5　赵守真厚朴麻黄汤案

朱某，病患咳嗽，恶寒头疼，胸满气急，口燥烦渴，尿短色黄，脉浮而小弱。据证分析，其由邪侵肌表，寒袭肺经，肺与皮毛相表里，故恶寒而咳；浊痰上泛，冲激于肺，以致气机不利，失于宣化，故胸满气促；燥渴者，则为内有郁热，津液不布，因之饮水自救；又痰积中焦，水不运化，上下隔阻，三焦决渎无权，故小便黄短；脉浮则属外邪未解，小弱则因营血亏损，显示脏气之不足，如此寒热错杂内外合邪之候，宜合治不宜分治，要不出疏表利肺降浊升清之大法，因处以《金匮》厚朴麻黄汤。其方麻、石合用，不惟功擅辛凉解表，而且祛痰力巨；朴、杏宽中定喘，辅麻、石以成功；姜、辛、味温肺敛气，功具开阖；半夏降逆散气，调理中焦之湿痰；尤妙在小麦一味补正，斡旋其间，相辅相需，以促成健运升降诸作用。但不可因麻黄之辛，石膏之凉，干姜之温，小麦之补而混淆杂乱目之。药服三剂，喘满得平，外邪解，烦渴止。再二剂，诸恙如失。

摘自：赵守真．治验回忆录［M］．北京：人民卫生出版社，1962：29-30.

案6　陈瑞春四逆散案

熊某，男，36岁。1995年10月5日就诊。

患者胸闷胁胀痛，咳嗽咽痒，痰少而粘，大便干结。舌质红，苔薄黄，脉弦缓。处方以四逆散加味。

柴胡10g　白芍10g　枳壳10g　炙甘草5g　前胡10g　桔梗10g　全瓜蒌10g　苏叶10g　虎杖15g　北沙参15g

嘱服4剂，水煎分2次温服。

服上药4剂，咳嗽止，胁痛平，大便通畅，一切正常而停药。

【原按】

咳嗽本属肺。然有“五脏六腑皆令人咳”的说法，且四逆散的或然症中亦有“咳”，所以排除肺之寒郁，从肝郁气滞上逆为咳，而用四逆散疏肝理气，稍佐前胡、桔梗、瓜蒌之属，使肺气宣畅，三焦通畅，咳嗽自止。因而，用四逆散治咳嗽，是属常理常法，并非旁门左道。

摘自：陈瑞春．伤寒实践论［M］．北京：人民卫生出版社，2003：61.

案7　张伯臾越婢加半夏汤案

刘某，男，56岁。初诊：1983年3月24日。

主诉及病史：素有痰饮，兼感外邪。初起寒热咳嗽，经治热退而恶寒未罢，顿咳，咳痰不爽，咳则胸闷气促胁痛，口渴饮引，纳便正常。

诊查：脉浮小滑，舌尖红，苔灰黄边白。

辨证：表邪虽解未彻，热饮内阻。

治法：拟越婢加半夏汤加减

处方：净麻黄4.5g　生石膏20g（先煎）　炙甘草4g　制半夏15g　光杏仁9g　木防己15g　生熟米仁各15g　冬瓜子12g　桃仁泥9g　干芦根15g

2剂。

二诊（1983年3月28日）：顿咳夜间较减，咳痰不畅，带有血丝，左胸痛，口渴饮引，尿多，大便量少。苔黄腻而干，脉弦小滑。恶寒已减，表邪渐化，痰饮化为痰热，肺失清肃。再拟清肺化痰。

处方：桑叶皮各10g　南沙参12g　木防己15g　海蛤粉18g（包）　全瓜蒌15g　炒枳实9g　云茯苓12g　生熟米仁各15g　冬瓜子15g　炒黄芩9g　桃仁泥9g　鲜芦根一支

3剂。

三诊（1983年4月1日）：顿咳痰多得减，但仍痰黄带血，咳时左胸引痛，口渴多饮。苔薄，虽黄腻但左前半得化，脉弦小滑。邪痰虽减未彻，肺络震伤，再拟清肺化痰补络法。

处方：桑叶皮各9g　南沙参15g　地骨皮15g　云茯苓10g　炒黄芩9g

海蛤壳 24g　光杏仁 9g　天花粉 10g　赤白芍各 9g　佛耳草 20g　冬瓜子 15g　茅芦根各 30g　茜草根 15g　生熟米仁各 15g

【原按】

本病人由外感热病发热转为咳嗽，月余未止，夜咳尤剧，咳不安眠，颇为所苦。张老认为本病应抓住两点：其一，热虽退而恶寒未罢，前人谓“有一分恶寒就有一分表证”，故知病虽日久，表仍未解；其二，口渴引饮，内热可知，参合舌苔脉象及痰饮病史，断为内蕴热饮。证成外有表寒内郁热饮之势，治疗只有两者兼顾才能符合病机，故取越婢加半夏汤加味治疗，方中麻黄散表寒，石膏清里热，配以半夏、防己等化痰去饮。组方之妙，一是方中木防己与石膏相合为木防己汤主药，木防己汤为张老治疗正虚有内热饮之常用方剂，本案证以热饮为主，故去桂枝人参。二是方中芦根、薏仁、冬瓜仁、桃仁相合为《千金》苇茎汤，张老体会本方不专主肺痈，凡肺部感染证属痰热，皆可应用本方加味治疗，对痰饮化热、咳嗽日久、灼伤肺络而有瘀者尤为适合。至再诊三诊表邪罢，热势见减后，改清肺化痰佐以补络宁血以收功。

摘自：董建华．中国现代名医医案精粹第 1 集［M］．北京：人民卫生出版社，2010：469.

案 8　李继昌肾气丸案

余早年至富民县访友。友留宿，夜阑入寐，闻间壁咳声频频，达旦未止。经询问，方知夜咳者乃一年近七十之老妪，病已半载，屡治罔效。余即登门予以诊治。其症咳多甚于夜间，每卧即痰壅作咳，以致难以入寐。咳时气短难接，痰有咸味，虽屡服化痰止咳之药，总难奏效。脉两寸俱大，两尺则微细欲绝。参其脉证，知此病不单在肺，肾亦病矣，乃肾虚不纳之候。遂以金匮肾气丸加味治之。

附片 30g（开水先煎透）　上肉桂 6g（研末调服）　熟地 15g　山茱萸 6g　怀山药 15g　茯苓 15g　粉丹皮 9g　泽泻 9g　炙麻黄根 9g　五味子 6g

上方仅服 1 剂，当晚咳即减半，知药已对证，令其再服 5 剂。并购金匮肾气丸常服，未及半月而愈。

【原按】

久咳气短，甚于夜间，痰有咸味，尺脉微细欲绝，此肾虚不能纳气；水泛为痰故也，故用肾气丸补肾虚，加五味子、麻黄根以敛肺纳气平喘。

摘自：李继昌，李继昌医案［M］. 云南：云南人民出版社，1978：10-11.

案 9　李赛美麻黄升麻汤案

戴某，男，46 岁，马来西亚人，1999 年 7 月 23 日初诊。

患者诉胸热咳嗽，肢麻足冷，尿浊 3 年余。曾先后取麻杏甘石汤、理中汤、金匮肾气丸等不效，且症状逐渐加重，体弱不能正常工作。诊见：形体瘦弱，双下肢麻痹发凉，膝关节酸软，腰部抽痛，胸部觉干燥疼痛，口干咳嗽，痰中带血，胃纳可，小便有泡沫，沉淀后有白膜，大便完谷不化，每天 3~4 次。舌淡暗、舌体胖、苔薄，脉弦。证属上热（肺胃）、下寒（脾肾）、夹瘀，予麻黄升麻汤。

处方：生石膏（先煎）　黄芪各 30g　茯苓　玉竹　丹参各 15g　白术　干姜　知母　黄芩　升麻　天冬各 12g　当归　炙麻黄　桂枝各 10g　炙甘草6g。

水煎服，每天 1 剂。

服 2 剂后，足麻痹减轻，大便转佳，小便泡沫减少。继进 3 剂。

二诊（1999 年 7 月 28 日）：诉胸中已不觉热，稍干燥，咳血消失，但仍有黄稠痰。双下肢麻痹继续减轻，有温暖感。大便正常，小便转佳，稍有腥味。舌淡、苔白，脉沉。继守原方 5 剂，诸证大减，精神大振。嘱以六味地黄汤加减调理善后。

【原按】

本例为笔者在马来西亚讲学期间所遇。《伤寒论》厥阴病篇云："咽喉不利，唾脓血，泄利不止，为难治，麻黄升麻汤主之。"本例患者久婚未育，思虑有余，肝火内郁加之多耗肾精，脾肾不足。至久则肝火上冲，木火刑金，炼蕴痰热，损伤血络，而成斯证。前医或单用清化，或独予温补，清热伤阳，补虚碍实，故诸症不减，反见加重。正如尤在泾所言："阴阳上下并受其病，虚实寒热混淆不清，欲治其阴，必伤其阳，欲补其虚，必碍其实"，仲景曰"难治"，理在其中。疏原方，清上温中，健脾益气，养阴润肺，清热化痰，活血排脓；佐用黄芪、丹参意在加强益气活血。全方扶正祛邪，温阳清热，各行其道，俾肝木得疏，脾气得升，肺气清灵，肾精得滋，故能获效。

摘自：李赛美．经方治验 4 则［J］．新中医，2001（10）：62.

案 10　曹颖甫皂荚丸案

余尝自病痰饮，喘咳，吐浊，痛连胸胁，以皂荚大者四枚炙末，盛碗中，调赤砂糖，间日一服。连服四次，下利日二三度，痰涎与粪俱下，有时竟全是痰液。病愈后，体亦大亏。于是知皂荚之攻消甚猛，全赖枣膏调剂也。夫甘遂之破水饮，葶苈之泻痈胀，与皂荚之消胶痰，可称鼎足而三。惟近人不察，恒视若鸩毒，弃良药而不用，伊谁之过欤？

曹颖甫曰：余治张大元喘咳，不得卧，亦用控涎丹法，一下而愈。近数年来大元染有烟癖，浓痰和水而出，一夜得一大玻璃杯。诸痰饮方绝无功用，皂荚灰亦无济。大约水气太甚者，既不当用涤除油垢之法，而中有浓痰者又非温药所能治乎？

摘自：曹颖甫．经方实验录［M］．上海：上海科学技术出版社，1979：54.

小　结

内经曰："五脏六腑，皆令人咳"。张景岳将咳嗽分为外感与内伤。而仲景治疗咳嗽主要依据八纲（阴、阳、寒、热、虚、实、表、里）、六经（太阳、少阳、阳明、太阴、少阴、厥阴）辨证理论，这一理论在论治咳嗽病时有其独特优势，对某些久咳、顽固性咳嗽往往能收获意想不到的疗效。

按六经辨证，单纯太阳经咳嗽用仲景方治疗并不常见，更多见的是与其他经合病，如太阳与太阴合病形成里虚寒之外邪里饮症，代表方小青龙汤、半夏厚朴汤、桂枝加厚朴杏子汤等，饮停化热或兼有阳明里热的常加生石膏清热解凝，代表方厚朴麻黄汤、小青龙加石膏汤、越婢加半夏汤等；太阳与阳明合病代表方麻杏石甘汤。少阳经咳嗽代表方小柴胡汤；少阳与阳明合病代表方大柴胡汤。太阴经咳嗽代表方苓甘五味姜辛汤、小半夏加茯苓汤等；太阴与少阴合病代表方真武汤、肾气丸等。厥阴半表半里阴证咳嗽代表方柴胡桂枝干姜汤、麻黄升麻汤。若阳郁肢厥且咳嗽者可选用四逆散；痰多质黏致咳，但坐不得眠者，可予皂荚丸急则治其标；咳嗽兼痰热者，可合用桔梗汤、苇茎汤、小陷胸汤等。

咳嗽病被收录在《金匮要略》中，与痰饮列为一专篇论述，在《伤寒论》中也有涉及。痰饮与咳嗽有密切关系，许多咳嗽是因痰饮上犯、气逆不降而致。对痰饮的治疗，《金匮要略·痰饮咳嗽病》篇提出"病痰饮者，当以温药和之"，这也是咳嗽的重要治疗原则。临床上使用经方治疗咳嗽时，要注意痰饮郁久常化热，需辨清真寒假热以及某些干咳的患者经整体辨证后也属于痰饮范畴。应根据咳嗽的特点以及相兼症状，仔细辨明咳嗽的病位、病性以及病势等，进行辨证论治，合理选方用药。

第三章 哮 病

哮病是由于宿痰伏肺，遇诱因或感邪引触，以致痰阻气道，肺失肃降，痰气搏击所引起的发作性痰鸣气喘疾患。发作时以喉中哮鸣有声，呼吸气促困难，甚至喘息不能平卧为主要表现。

哮病是内科常见病证之一，在我国北方更为多见。中医药对本病积累了丰富的治疗经验，方法多样，疗效显著，它不仅可以缓解发作时的症状，而且通过扶正治疗，达到祛除夙根，控制复发的目的。

根据本病的定义和临床表现，本病相当于西医学的支气管哮喘、西医学的喘息性支气管炎，或其他急性肺部过敏性疾患所致的哮喘均可参考本病辨证论治。

案1 裴永清小青龙汤去麻黄加生石膏案

王某，女，19岁，入京打工者。

患哮喘5年，发则胸闷气喘，张口抬肩，痰稀色白易咳出，每逢着凉或贪凉饮冷而发，舌白，脉弦。余初诊时虑其年轻体壮，投以定喘汤，不效。二诊时，病人主动告之：若病将愈则口渴。余忽有所悟，仲景在《伤寒论》中第41条云“服汤已，渴者，此寒去欲解也，小青龙汤主之”，寒饮去则口渴，遂投小青龙汤，去麻黄加杏仁（本仲景治喘之法），加生石膏（因有烦躁）。

桂枝 9g　白芍 9g　细辛 6g　五味子 9g　干姜 9g　杏仁 9g　炙甘草 6g　法半夏 12g　生石膏 30g

服上药 3 剂，哮喘有减，但痰量仍多，上方加陈皮 9g，茯苓 18g（取二陈汤之义），名为青龙二陈汤。

连用 7 剂，哮喘消失，更以苓桂二陈汤加减调治月余，痰消喘平。

【原按】

余以小青龙汤治咳喘，包括西医的慢性支气管炎、支气管哮喘等病，其应用之根据在于舌淡嫩，苔白滑，痰清稀易出。临床体会，小青龙汤治咳喘，病人的稀痰消失较其他方药都快，甚为理想。此方数剂即可见效，咳喘消失后，要更以二陈汤或苓桂术甘汤加厚朴、杏仁、半夏、陈皮等以治其本。余以小青龙汤治哮喘多人，每遵仲景治喘之法，去麻黄加杏仁。若哮喘之人，痰黏稠，或痰黄者，断不可用此方。对痰清稀而多者，每于小青龙汤中加入二陈汤，收效甚好。方中细辛的用量，一般成人用为 6g，小儿 2g。

摘自：裴永清，伤寒论临床应用五十论［M］，北京：学苑出版社，1999：223.

案 2　曹颖甫射干麻黄汤案

冯仕党，7 月 21 日。

去年初冬始病咳逆，倚息，吐涎沫，自以为痰饮。今诊得两脉浮弦而大，舌苔腻，喘息时胸部间作水鸣之声。肺气不得舒畅，当无可疑。昔人以麻黄为定喘要药，今拟用射干麻黄汤。

射干四钱　净麻黄三钱　款冬花三钱　紫菀三钱　北细辛二钱　制半夏三钱　五味子二钱　生姜三片　红枣七枚　生远志四钱　桔梗五钱

拙巢注：愈。

曹颖甫曰：有张大元者向患痰饮，初，每日夜咯痰达数升，后咯痰较少，而胸中常觉出气短促，夜卧则喉中如水鸡声，彻夜不息。当从《金匮》，例投射干麻黄汤，寻愈。又有杨姓妇素患痰喘之证，以凉水洗衣即发，发时咽中常如水鸡声，亦用《金匮》射干麻黄汤应手辄效。又当其剧时，痰涎上壅，气机有升无降，则当先服控涎丹数分，以破痰浊，续投射干麻黄汤，此又变通之法也。

摘自：曹颖甫. 经方实验录［M］. 上海：上海科学技术出版社，1979：51-52.

案3 周仲瑛射干麻黄汤合三子养亲汤案

于某，男，51岁。2004年11月26日初诊。

哮喘起于幼年，起于夏季露卧感冒之后，其后每于秋后春初之间多发，今年发作频繁。症见夜晚哮喘加重，干咳，痰少，喉中痰鸣，痰色白，临晚形寒，夜不能寐，胸闷，口苦不欲饮，大便正常，苔黄厚腻，质暗隐紫，脉细滑。证属寒痰伏肺，肺气上逆，兼有化热。

处方：蜜炙麻黄6g　炙桂枝10g　细辛3g　淡干姜3g　炒白术10g　法半夏10g　炙射干10g　炙紫菀10g　炙款冬10g　炒苏子10g　炒白芥子10g　炒莱菔子10g　炙白前10g

每日1剂，水煎服。

二诊（2004年12月6日）：药后哮喘已平，间有发作，上方加杏仁10g，再进7剂，每日1剂，水煎服。

【原按】

本案为寒痰内伏，遇感触发，痰升气阻，肺管狭窄，肺气壅塞不得宣畅，故见喘憋气逆，呼吸气促，哮鸣有声，胸膈满闷如塞。病机重点在于肺气之郁闭，故咳反不甚，且咯痰量少而不爽，痰从寒化为饮，故痰白质稀，阴盛于内，阳气不得宣达，故面色晦滞带青，形寒怕冷而喜热饮，本案虽也有寒饮在里，但见舌苔黄腻，周老判断其属化热之征，证为寒热并见，失治则可转为热哮。治疗方面，麻黄、杏仁合用以宣肺化痰，降气平喘；桂枝、干姜、细辛温肺蠲饮；苏子、半夏、紫菀、款冬、白前温肺化痰、降逆平喘；炙甘草温肺而调诸药。本案在主要方药的基础上加有射干以清肺化痰，又用白芥子、莱菔子配合苏子组成三子养亲汤以增强降逆化痰之力。

摘自：叶放，周学平，王志英，等. 周仲瑛哮喘临证医案心法［J］. 辽宁中医杂志，2009（4）：626-629.

案4　姜春华麻黄附子细辛汤案

薛某，男，53岁。

形寒畏冷，哮喘已20多年，现热天亦发，咳嗽，痰不多，舌淡，苔粉白带蓝，脉沉。

麻黄9g　附片6g　细辛2.4g　桂枝9g　款冬9g　紫菀9g

方5剂。

【原按】

本案哮喘20多年，为沉痼之病，缠绵反复，正气溃散，精气内伤，症状错综出现，但毕竟寒痰阴凝于内，用附子偕麻黄、细辛，俾离照当空，阴霾自化，能使喘平痰减。本案辅以桂枝解表，佐以款冬及紫菀治久咳气逆。

摘自：姜春华. 经方应用与研究［M］. 北京：中国中医药出版社，1994：74.

案5　范中林桂枝加厚朴杏子汤案

马某，男，3岁。四川双流县某乡。

从婴儿时起，常患感冒。两岁时，曾高热咳嗽，服药后热退，但咳嗽未愈，迁延至三岁。近因新感，病势加重，发为喘逆，哮鸣之声，邻室可闻。1965年5月来诊。

一诊：咳嗽气喘，喉间痰鸣，痰清稀，白泡沫较多，咳时微汗出，遇风咳甚。面色萎黄，舌质淡红，苔白滑。此为太阳表虚证哮喘。法宜解肌祛风，降逆平喘，以桂枝加厚朴杏子汤加味主之。

处方：桂枝 6g　炙甘草 3g　白芍 6g　生姜 10g　大枣 15g　厚朴 4g　杏仁 6g　紫菀 6g　防风 3g

5 剂。

二诊：服上方 5 剂，咳喘明显减轻，夜能安睡。早晚遇风仍咳喘，痰多，汗出。风邪未尽，湿痰尚盛。上方加茯苓、陈皮、法半夏，以除湿化痰。

处方：桂枝 6g　白芍 6g　大枣 10g　生姜 10g　厚朴 4g　杏仁 6g　紫菀6g　防风 3g　法半夏 9g　炙甘草 3g　云苓 12g　陈皮 5g

3 剂。

三诊：服 3 剂后，咳喘大减，时咳清稀痰涎。拟小半夏汤加味，温中化饮，祛风止咳治之。

处方：云苓 12g　法半夏 6g　苏叶 3g　干姜 3g　炙甘草 5g　旋覆花 6g　紫菀 6g　防风 3g

四诊：服 4 剂，咳喘平。因久病伤正，宜温中益气，健脾除湿，以理中汤加味善其后。

处方：党参 10g　白术 6g　干姜 3g　炙甘草 3g　黄芪 6g　法半夏 6g　砂仁 5g　云苓 6g

6 剂。

服 6 剂后停药，身体恢复正常。1979 年 7 月 26 日追访，患儿已成年，体质健壮，哮喘未复发。

【原按】

此例太阳表虚，桂枝汤证具。复因风痰交争，新感引动宿疾，气机阻滞，发为哮喘。正如《伤寒论》所说："喘家作，桂枝汤，加厚朴、杏子佳。"验之临床，对太阳伤寒之表虚兼有喘逆之证，不论老幼皆宜。

摘自：范开礼．范中林六经辨证医案选［M］．北京：学苑出版社，2007：9-11.

案6　姜春华麻黄汤案

胡某，女，46岁。

咳喘已7年，近受风寒侵袭，胸闷窒塞，呼吸不利。咳喘多痰，喉间作水鸣声，苔白，脉软。以麻黄汤加味。

处方：麻黄6g　桂枝9g　川朴9g　枳实9g　杏仁9g　甘草6g

2剂。

药后咳喘减轻，上方去川朴，加陈皮3g，又服2剂，咳止喘平，呼吸通畅。

【原按】

本案为冷风哮喘，痰饮在肺，不易咳出，故用麻黄汤宣肺平喘，以厚朴、枳实助麻黄肃肺下气，服药后取得显著进步，二诊去厚朴加陈皮，以健脾和胃。

摘自：戴克敏．姜春华教授运用麻黄汤的经验［J］．陕西中医学院学报，1990(1)：3.

案7　谢映庐苓姜术桂汤加附子案

王毅垣先生，平日操劳，劳倦思虑俱伤脾气，素有痰饮，稍饮食未节，或风寒偶感，必气喘痰鸣。10余年来，临病投药，无非化痰降气之品。迄来年益就衰，病亦渐进，值今秋尽，天气暴寒，饮邪大发，喘息不休，日进陈半香砂之属，渐至气往上奔，咽中窒塞，喉如曳锯。密室中，重裘拥炉，尚觉凛凛，痰如浮沫，二便艰涩。余见其面赤，足胫冷（阳被阴逼外出），两人靠起扶坐，气逼咽嗌，不能发声，脉得左手沉涩，右手缓大，因思喘急沉涩，已属败症，且四肢虽未厥逆，而足胫已冷，实未易治；继思胸中乃太空阳位，今被饮邪阴类僭踞，阴乘于阳，有地气加天之象。急以仲景苓姜术桂汤加附子一两，连进2剂，病全不减。

再诊左涩之脉已转滑象，而右大之形，仍然如昨，乃知中土大虚，不能制水，饮即水也。嘉言喻氏曰：地气蒸土为湿，然后上升为云。若中州土燥而不湿，地气于中隔绝矣，天气不常清乎。遂将原方重加白术，减附子，大剂再进，而阴浊始消，胸次稍展，溺长口渴。

毅翁恐药过燥，余曰：非也。此症仲景所谓短气有微饮者，当从小便去之。况渴者，饮邪去也，何惧其燥耶？仍将前药叠进，乃得阳光复照，阴浊下行。其善后之计，仍仿嘉言崇土填臼之法，缘饮水窃踞，必有科囊故耳。

摘自：谢映庐．谢映庐医案［M］．上海：上海科技出版社，1962：114-115.

小　结

哮病自古难治，俗有“内科不治喘，治喘丢了脸”之说。《金匮要略·肺痿肺痈咳嗽上气病脉证并治》与《金匮要略·痰饮咳嗽病脉证并治》中都有对哮病的论述，指出了“喉中水鸡声”为哮病发作时的特征，并从病理上将其归属于痰饮病中的“伏饮”证。元代的朱丹溪提出：“哮主于痰”，明确指出了痰阻气机，肺气不降是哮喘的主要病因病机。明代张景岳提出“喘有宿根”。这些观点也被后世所认同。一般认为，实证哮喘的“宿根”多是指痰饮实邪，而胡希恕通过长期临床观察、实践，认为瘀血也是引起哮病的重要因素之一。故哮喘病发虽在肺，痰饮、瘀血可看作引起哮病的两大主因。

本篇选取的医案多为治疗哮病发作期的，也是仲景方治疗的特色所在。按八纲辨证，哮病发作时多表现为阳证、实证，从六经辨证来看，常为太阳病或少阳病，且尤以太阳少阳并病、少阳阳明并病和三阳并病为最多见。太阳病兼痰饮代表方为射干麻黄汤、小青龙汤、桂枝加厚朴杏子汤，里饮重外邪轻代表方苓桂术甘汤；太阳、阳明合病兼痰饮代表方厚朴麻黄汤，脉沉水饮重代表方泽漆汤；太阳、少阴合病代表方麻黄附子细辛汤。少阳、阳明合病兼血瘀，大柴胡汤合桂枝茯苓丸或桃核承气汤。若见口舌干燥或烦躁等饮郁化热症候，均宜加生石膏清热解凝；若见肢冷面青、冷汗淋漓的里寒阴盛症候或阴盛格阳等危象，可加附子温阳救逆。

哮病患者往往是本虚标实，幼儿哮病更是与先天禀赋有关，且在非发作期或长期发作后也会出现一些虚损现象，可予理中汤、二陈汤、金水六君煎、真武汤、肾气丸等方剂温化痰饮，调理体质，以减轻、减少或控制哮病发作。哮病的预防，在于增强体质，增强抗邪能力，减少宿痰的产生和避免触发因素对患者的侵袭，以减少发作机会。

第四章 喘 病

喘病是指由于外感或内伤，导致肺失宣降，肺气上逆或气无所主，肾失摄纳，以致呼吸困难，甚则张口抬肩，鼻翼煽动，不能平卧等为主要临床特征的一种疾病。严重者可由喘致脱出现喘脱之危重证候。喘病古代文献也称“鼻息”“肩息”“上气”“逆气”“喘促”等。

喘病是以症状命名的疾病，既是独立性疾病，也是多种急、慢性疾病过程中的症状，若伴发于其他疾病时，应结合其他疾病的证治规律而治疗，本节主要讨论以喘促为临床特征的疾病。

喘病主要见于西医的喘息性支气管炎、肺部感染、肺炎、肺气肿、心源性哮喘、肺结核、矽肺以及癔病性喘息等疾病，当这些疾病出现喘病的临床表现时，可参照本节进行辨证论治。

案1 吴佩衡小青龙汤案

李某，男，年四旬余，昆明市人。

患痰饮咳喘病已八九年，经中、西医屡治未愈。诊其脉左弦右滑，两尺弱，心脉细短，肺脉滑大，按之则空，舌苔白滑而腻，面色青黯，目下浮起如卧蚕。咳痰气喘而短，胸闷痰滞，头疼目眩。食少无神，畏食酸冷，渴喜热饮而不多，小便短赤，咳时则遗。入夜难眠，行卧惟艰，值阴雨天寒尤甚。良由脾肾阳虚，饮邪内泛，脾不运化，寒湿水饮上逆犯肺则作痰作咳。肾虚不纳，则短气喘息而遗溺，痰湿阻遏，清阳不升，浊阴不降，肺肾之气不相接，遂成痰饮咳喘之证。《金匮要略》曰："病痰饮者，当以温药和之。"为痰饮病治本之法，秉承此意拟方小青龙汤加减主之。

附片 20g　北细辛 4g　麻绒 3g　干姜 15g　法半夏 15g　五味子 1.5g　甘草 3g

次日复诊。昨服 1 剂，头疼、咳痰稍减，痰较易咯，乃照原方加倍分量。服后痰多咳吐如涌，胸闷减，喘息较平。

服 2 剂后，头痛若失，喘息平其大半。服 3 剂后，稍能食，行卧已较轻便，唯痰多，气仍短，小便转长而色仍赤。盖湿痰饮邪得阳药运行，在上由咽喉气道而出，在下则随小便而去，乃病退之兆。仍照前方加减治之。

附片 100g　北细辛 10g　半夏 10g　干姜 40g　上肉桂 10g（研末，泡水兑入）　茯苓 30g　桂尖 20g　五味子 3g　甘草 10g

服 2 剂后，喘咳平，痰已少。3 剂后，胸闷气短均愈，饮食倍增，弦滑之脉已平，腻苔已退。唯精神未充，后以苓桂术甘汤加附子、口芪，连进 10 剂，遂得痊瘳。

附片 150g　口芪 30g　茯苓 20g　桂尖 20g　白术 20g　甘草 10g

摘自：吴佩衡．吴佩衡医案［M］．云南．云南人民出版社，1979，64-65

案 2　何任葶苈大枣泻肺汤合苓桂术甘汤案

患者，男，58 岁，1996 年 11 月 20 日诊。

自诉患"老慢支"已多年，咳嗽，每年入冬即开始咳嗽喘息，甚则夜间不能平卧，喉间痰鸣，痰如稀涎，胸背作冷，四肢不温，胃纳不展，大便偏溏，苔白满、脉弦滑。证属饮邪阻肺，气机不利，宜温阳祛饮。

处方以葶苈大枣泻肺汤与苓桂术甘汤化裁：桂枝 10g　茯苓 30g　白术 20g　炙甘草 10g　葶苈子 15g　大枣 30g　姜半夏 10g　苏子 10g　淡附片

10g　白芥子6g　炒谷芽、炒麦芽各30g　橘络10g　丝瓜络10g

5剂。

复诊：上方服后，气喘渐平，夜能平卧，背寒已减。

处方：桂枝10g　茯苓30g　白术20g　炙甘草10g　葶苈子15g　大枣30g　淡附子30g　白芥子6g　橘络10g　丝瓜络10g　炒谷芽、炒麦芽各20g

另金匮肾气丸1日2次，每次10g吞服。

7剂服完，哮喘基本缓解，咳嗽已少。续以肾气丸温补肾阳巩固治疗。

【原按】

《金匮要略·痰饮咳嗽病》："支饮不得息，葶苈大枣泻肺汤主之"。本案为素有脾肾阳虚，复因时令外寒所侵引发宿疾。咳嗽喘息，甚则夜间不能平卧，喉间痰鸣，痰如稀涎，苔白滑、脉弦滑，为痰饮阻肺之证。兼见胸背作冷、四肢不温、胃纳不展、大便偏溏等脾肾阳虚之候。方选葶苈大枣汤泻肺行水、平气止喘。葶苈子辛、苦、寒，入肺、膀胱经，常用于痰喘，胸腹积水，小便不利。合用苓桂术甘汤以"温药和之"，加附子之温和暖四肢，白芥子辛温祛寒散结，橘络、丝瓜络舒其胸背壅滞，并以肾气丸济其阴阳，温补肾气。如此标本兼顾而显效。

摘自：温成平．现代疑难病经方验案评析［M］．北京：人民军医出版社，2007：141.

案3　俞长荣金匮肾气丸案

王某，男，63岁。

初诊：1977年2月10日。主诉及病史：患咳喘近20年，从1960年起逐年加重，寒冷时节发作较频。诊查：10余日来气喘胸闷，气急气短，动则尤甚，不能平卧，伴咳嗽，痰多有大量泡沫。舌淡红偏晦，苔白，脉细弦缓。辨证：为肾虚喘证。患者年逾花甲，肾气早衰。肾虚不能纳气，气上逆则为咳喘；肾阳虚，故病好发于冬寒；肾为生痰之根，肾阳虚，则气不化津而水泛为痰。

处方：熟地15g　山药15g　茯苓15g　丹皮9g　泽泻9g　枸杞9g　附子9g　葶苈子9g　胆星9g　肉桂3g（另冲）

服药3剂，即能平卧，上楼已不觉气急短气。患者信心增强，连服药20余剂。1979年底询知，服药后其病得以控制，未再复发。

【原按】

新喘治肺，久喘治肾，此为不易之理。金匮肾气丸治肾虚喘证原无新奇。但本例患者喘二十载，仅服药20余剂而获良效，实为罕见。俞老治久喘常用金匮肾气丸（改汤）为基本方。实践体会，方中加胆星一味可增强疗效；若再加地龙干10g，雄黄粉0.6g（另送），可治嗜酸性细胞增多症气喘。

摘自：董建华．中国现代名中医医案精粹第1集［M］．北京：人民卫生出版社，2010：363.

案4　刘渡舟麻杏石甘汤案

张某，男，18岁。

患喘证颇剧，已有五六日之久，询其病因为与同学游北海公园失足落水，经救上岸则一身衣服尽湿，乃晒衣挂于树上，时值深秋，金风送冷，因而感寒。请医诊治，曾用发汗之药，外感虽解，而变为喘息，撷肚耸肩，病情为剧。其父请中医高手服生石膏、杏仁、鲜枇杷叶、甜葶苈子等清肺利气平喘之药不效。经人介绍，专请刘老诊治。切其脉滑数，舌苔薄黄。刘老曰：肺热作喘，用生石膏清热凉肺，本为正治之法，然不用麻黄之治喘以解肺系之急，则石膏弗所能止。

乃于原方加麻黄4g，服1剂喘减，又服1剂而愈。

【原按】

肺喘一证，从外邪论有寒、热之分，从内因言则有虚、实之不同。本案为肺热作喘，以表证已解，舌苔薄黄，脉象滑数而为验也。本当用麻杏甘膏汤清热宣肺以止喘，可惜前医不识本方运用之真谛，一见热象，便弃去麻黄，只用石膏清肺热，不用麻黄宣肺气，肺系之急不得解，则气喘终不能愈。故刘老于原方中补入麻黄一味，全其仲景之意，故仅服2剂即安。足见仲景方配伍之奥妙也。

刘渡舟教授认为，麻黄为治喘之良药，寒热咸宜。与干姜、细辛、五味子相配则治寒喘；与石膏、桑皮配伍则治热喘；与杏仁、苡米相配则治湿喘。除心、肾之虚喘必须禁用外，余则无往而不利。

摘自：陈明，张印生．伤寒名医验案精选［M］．北京：学苑出版社，1998：86.

案5　姜春华麻杏石甘汤合小陷胸汤案

强某，男，43岁。

喘息发作已有3年。冬重夏轻，发作时胸闷气急不能平卧，痰色黄稠，唇舌俱红，脉滑数。经某医院诊断为慢性支气管炎急性发作，为热喘，用麻杏石甘汤合小陷胸汤加减。

麻黄5g　全瓜蒌30g　黄芩9g　半夏6g　石膏24g　黄连3g　甘草6g

方5剂。

按本例证属热喘，治宜清肺平喘，宽胸豁痰，用麻杏石甘汤合小陷胸汤加减，药后喘平痰减。

摘自：姜春华．经方应用与研究［M］．北京：中国中医药出版社，1994：210.

案6　刁本恕小建中汤案

黄某，男，58岁。

反复咳喘20年。半月前受凉咳喘加剧，曾服西药抗生素及苏菲咳、喷托维林及辛温解表中成药，汗大出，症不减反加甚。

症见：气短而喘，咳嗽间作，痰白而清稀，畏寒肢冷，食少腹胀，神倦乏力，便溏，动则汗出。脉沉细微数，舌淡嫩，边缘有齿痕。

辨证：脾胃阳虚，痰湿阻肺。

治则：温中散寒，涤痰平喘。

处方：小建中汤加味。

桂枝10g　白芍15g　甘草3g　生姜3片　大枣10g　半夏12g　苏子30g　杏仁12g　饴糖30g（兑服）

上方服4剂后咳喘减，饮食增。汗出减少，仍便溏腹胀，故于前方中加香砂六君子汤，3剂咳喘愈，诸症除。后用此方为散，用饴糖调服，连服半年，至今未再复发。

【原按】

脾失健运，痰湿内生，感遇外寒，肺窍为寒痰闭阻，痰气交作咳喘生矣！治疗当建立中气，以绝生痰之源。此筑堤防之法也。

摘自：杨殿兴，罗良娟，邓宜恩，等．四川名家经方实验录［M］．北京：化学工业出版社，2006：28.

小　结

在《伤寒论》和《金匮要略》中，哮病与喘病并没有做出明显区分，二书中所述及的“喘”包括了后世医家所说的“哮”。哮必兼喘，而喘未必兼哮，故喘病的论治可与哮病互参。

按六经辨证，上篇哮病所论述的喘证在此不再赘述，喘病中太阳伤寒表实代表方麻黄汤；太阳阳明合病代表方麻杏石甘汤，太阳阳明合病兼痰饮代表方越婢加半夏汤，兼支饮代表方木防己汤；久病虚劳太阳太阴合病可予小建中汤；阳明痰饮壅逆于肺代表方葶苈大枣泻肺汤。喘兼阳明腑实者，可予大承气汤；喘兼痰热者，可予小陷胸汤。若见喘脱者，急当扶正固脱，镇摄潜纳，及时救治。

第五章 肺痈

肺痈是指由于热毒瘀结于肺，以致肺叶生疮，血败肉腐，形成脓疡，以发热、咳嗽、胸痛、咯吐腥臭浊痰，甚则咯吐脓血痰为主要临床表现的一种疾病。肺痈属内痈之一，是内科较为常见的疾病。中医药治疗多采用清热解毒、化瘀排脓等法治疗。

肺痈主要见于西医学的肺脓肿。其他如化脓性肺炎、肺坏疽以及支气管扩张、肺结核空洞等伴化脓性感染者出现肺痈的临床表现时，可参考本节辨证论治。

案1　叶熙春《千金》苇茎汤合白虎汤案

金某，男，50岁，8月。

诊查：咳嗽痰多腥臭，夹脓血，咳时胸胁作痛，下午身热，脉滑数，舌尖绛，中燥白。

治法：仿《千金》苇茎合白虎法。

处方：鲜芦根二两（去节）　冬瓜仁五钱　生薏仁四钱　生石膏八钱（杵，先煎）　知母四钱　生甘草三钱　桃仁七分（杵）　淡子芩二钱　鱼腥草六钱　川贝钱半　白薇三钱

二诊：前方药服后，热退咳减，胸胁之痛亦瘥，痰少，腥臭尚存。原法增减续进。

处方：生石膏八钱（杵，先煎）　鲜芦根一两五钱（去节）　生甘草二钱半　淡子芩二钱　川贝母钱半　天花粉二钱　鱼腥草四钱　败酱草八钱　白薇三钱　炙前胡二钱　鲜芦根一两（去节）

【原按】

叶师治肺痈，常用《千金》苇茎汤合白虎加淡芩，以清热散结。若脓已成，则增入鱼腥草、败酱草、半枝莲等解毒排脓，效果颇好。

摘自：董建华．中国现代名医医案精粹第1集［M］．北京：人民卫生出版社，2010：189.

案2　曹颖甫葶苈大枣泻肺汤案

辛未七月中旬，余治一陈姓疾。

初发时，咳嗽，胸中隐隐作痛，痛连缺盆。其所吐者，浊痰腥臭，与悬饮内痛之吐涎沫，固自不同，决为肺痈之始萌。遂以桔梗汤，乘其未集而先排之。

进5剂，痛稍止，诸证依然，脉滑实。因思是证确为肺痈之正病，必其肺藏壅阻不通而腐，腐久乃吐脓，所谓久久吐脓如米粥者，治以桔梗汤。今当壅塞之时，不去其壅，反排其腐，何怪其不效也。《淮南子》云：葶苈愈胀，胀者，壅极不通之谓。《金匮》曰：肺痈，喘而不得眠，即胀也。《千金》重申其义曰：肺痈胸满胀，故知葶苈泻肺汤非泻肺也，泻肺中壅胀。今有此证，必用此方。

陈左，住浦东陆家渡，初诊7月12日。

肺痈，咳嗽，胸中痛，上连缺盆，而所吐绝非涎沫，此与悬饮内痛者，固自不同，宜桔梗甘草汤。

桔梗五钱　甘草五钱

二诊（7月18日）：5进桔梗汤，胸中痛止，而左缺盆痛。此肺脏壅阻不通也，宜葶苈大枣泻肺汤。

葶苈子五钱　黑大枣十二枚（先煎）

三诊（7月24日）：5进泻肺汤，左缺盆痛止。痰黄厚，时见腥臭，及如米粥者。此湿邪去，而燥气胜也。宜《千金》苇茎汤。

鲜芦根四两　生薏仁一两　桃仁五十粒　冬瓜子五钱

四诊（7月29日）：服《千金》苇茎汤5剂后，咯出之痰腥臭止，如米粒者亦除。惟痰尚黄厚，肺痈消，而胃热尚盛也。右三部脉浮滑，不复见沉弦之象，可以无后患矣。

粉前胡三钱　生苡仁一两　桔梗三钱　生草三钱　冬瓜子八十粒　桃仁三钱　杜赤豆六钱　大小蓟各三钱　海藻二钱　芦根五两

拙巢注：服此二三日，痊愈。

续发初诊（9月2日）：肺痈愈后，复发。咯痰腥臭，见血，心下痛，咳时气从中脘上冲。宜清胆胃之火，防其乘肺。

柴胡三钱　生石膏二两　生甘草三钱　淡芩三钱　肥知母五钱　生苡仁一两　芦根四两　冬瓜仁一两　桃仁三钱　杜赤豆一两　全当归四钱

二诊（9月10日）：肺痈未能断根，咯痰腥臭如昔，但不似米粥耳。痰不黄而色绿，味酸，咳不甚，脉细数。仍宜桔梗甘草汤，不当攻伐，佐以消毒，以清病原。

桔梗一两　生甘草五钱　冬瓜仁一两　昆布一钱五分　海藻二钱　前胡三钱　大小蓟各钱五分　犀黄醒消丸三钱（另服）

拙巢注：后不复服药，专服犀黄醒消丸，愈。醒消丸系王鸿绪法，马培之颇非议之。然用之而效，则马说不足信也。

【原按】

夫肺痈重病也。仲圣云：脓成则死。今本案病者脓成而腥臭，吾师乃能愈之。岂吾师之术迈于仲圣乎？非也。所谓则死者，极言其危，而教人药量之不可轻也！夫桔梗今人仅用数分至一钱，葶苈今人少用之，用之亦不出数分，苇茎今人通常用一尺，今吾师用此三者乃至五钱，五两，不其骇人乎？虽然，此皆仲圣之教也。

《要略》曰："风伤皮毛，热伤血脉，风舍于肺，其人则咳，口干喘满，咽燥不渴，多唾浊沫，时时振寒，热之所过，血为之凝滞，蓄结痈脓，吐如米粥，始萌可救，脓成则死。"由此可知肺痈之病源为热，其病状为先唾浊沫，后吐脓血。浊沫者，肺津为热熏灼所成也。脓血者，津尽甚至肺体腐化也。又曰："咳而胸满，振寒，脉数，咽干，不渴，时出浊唾腥臭，久久吐脓如米粥者，为肺痈，桔梗汤主之。"由此可知桔梗汤之所主者，为肺痈之初成，时出浊唾腥臭，必久而久之，方吐脓如米粥，非初时吐脓如米粥也。又曰："肺痈喘不得卧，葶苈大枣泻肺汤主之。"又曰："肺痈，胸满胀，一身面目浮肿，鼻塞，清涕出，不闻香臭酸辛，咳逆上气，喘鸣迫塞者，葶苈大枣泻肺汤主之。"后人见此二条无脓血字状，竟以本方专为逐水之剂，非有脓血也，乃失仲圣原旨矣。夫曰胸满胀，试问其所胀者何物，非肺津肺体化为脓血而何？曰喘鸣迫塞，曰不得卧，试问其故安在，非肺体腐化不能营其呼吸之工作而何？况仲圣之笔法多有详于彼，而略于此者。故桔梗汤条既曰久久吐脓如米粥者为肺痈，葶苈大枣汤二条即但言肺痈，而隐含吐脓血于其中矣。又曰："《千金》苇茎汤治咳有微热，烦满，胸中甲错，是为肺痈。"按烦满，读如烦懑。烦懑者，肺中微热之初生，似尚未灼烁肺津为腥臭之浊唾也。故苇茎汤所主之候，还在桔梗汤之前。由是观之，以上三汤，殊有轻重层次之分。苇茎汤最先而轻，桔梗汤为中，葶苈大枣泻肺汤最后而重。姑以方譬方，则苇茎汤犹如白虎汤，桔梗汤犹如调胃承气汤，葶苈大枣泻肺汤犹如大承气汤。今有阳明肠胃病者于此，大便不行，医试以调胃承气，小瘥而未愈，于是与以大承气，遂大下而病瘥，顾胃热未楚，乃以白虎奏全功，此事实所许可者也。故吾师本案先用桔梗，次用葶苈大枣，末用苇茎，其义殆亦犹是。未知吾师之意云何？

凡酒客烟徒大便久秘者，最易生肺热。《内经》以肺与大肠相表里，殆千古不刊之论。故治此病总不使其大便秘结，则肺热有下行之路。余尝治前上海晨报馆编辑曹先生夫人，患恙已久，其证每当清晨睡未醒，即盗汗，汗后周身觉冷，踡卧被中，略似桂枝加龙骨牡蛎汤证，然而非是，此乃肺痈条之所谓振寒也。盖详察之，大便燥结，三日一行，小溲觉热，脉弦数，咳吐脓痰，胸中隐隐作痛，经事先期而至，作紫色，日晡必发潮热，五中烦热。夫人自分肺病，疾不可为，愁眉紧锁者多日矣。余曰：毋虑，可治也。用苇茎汤为主方，以治其肺热，加青蒿，白薇，地骨皮，以退其潮热，加丹参，丹皮，益母子，以调其经期。二诊四剂，诸恙均瘳。此即后人之所谓阴虚虚劳，实则要略所云肺痈初起之证也。

更有桔梗白散合桔梗、贝母、巴豆而成，其力更峻。经文虽曰桔梗汤，疑其有误。本散非但可以治重证之肺痈，且可以荡涤一切顽痰壅塞，在膈上者，能使之吐，在膈下者，能使之泻。东人多有用之者，吾不愿国内之大医反弃而勿道之。

曹颖甫曰：肺痈一证，咳吐时，胸中必隐隐作痛，所吐浓厚之痰，杂以如米粥者，至地甚有力，渐乃发酵成气泡，不复平塌地上。盖胸中热如沸汤，蒸烂肺之本体，然后吐出如脓之痰，则所吐之物其中实有蒸气热力，故吐出而发酵也。予亲见之。若夫脉之滑大沉实，与夫大便之燥结，则本证均有之。

肺与大肠为表里，而肺痈用肠痈方治，要不失为仲景遗意。即如痰饮，肺病也，而悬饮内痛，支饮不得息，则用十枣汤以下之；结胸，肺病也，则用甘遂大黄芒硝以下之。要之，燥气在下，则肺藏必受熏灼，非用釜底抽薪之法，不足以清上炎也。

摘自：曹颖甫．经方实验录［M］．上海：上海科学技术出版社，1979：97-100.

小 结

《金匮要略·肺痿肺痈咳嗽上气病脉证治》："咳而胸满，振寒，脉数，咽干不渴，时出浊唾腥臭，久久吐脓如米粥者，为肺痈。"其形成由外感风热或风寒化热，或痰热素盛，或内外合邪，总之为热壅于肺不得泄，以致蒸液成痰，热壅血瘀，肉腐血败，成痈化脓。治宜清肺化疾，解毒排脓，本节收载了叶熙春、曹颖甫两位医家两则医案，其中叶熙春治疗吐脓选用《千金》苇茎汤清热散结，疏利气血；曹颖甫明确了《千金》苇茎汤、桔梗汤、葶苈大枣泻肺汤所治肺痈阶段不同，其中《千金》苇茎汤治疗肺中微热之初生，尚未灼烁肺津为腥臭之浊唾之时；桔梗汤治疗肺痈之初成，时出浊唾腥臭，而未到久病吐脓如米粥之时；葶苈大枣泻肺汤治疗脓成吐如米粥之时。苇茎汤最先而轻，桔梗汤为中，葶苈大枣汤最后而重。

第六章 肺 胀

肺胀是指多种慢性肺系疾病反复发作，迁延不愈，肺、脾、肾三脏虚损，从而导致肺管不利，气道不畅，肺气壅滞，胸膺胀满等病理改变，以喘息气促，咳嗽咯痰，胸部膨满，胸闷如塞，或唇甲紫绀，心悸浮肿，甚至出现昏迷，喘脱为临床特征的疾病。

肺胀是内科常见病、多发病，严重地威胁患者的健康与生命，寻求防治本病的有效方法是目前国内外医学界亟待解决的课题。中医药治疗本病有着广阔的前景，并积累了较为丰富的经验，有待进一步发掘与提高。

根据肺胀的临床表现，主要见于西医学中慢性阻塞性肺气肿和慢性肺源性心脏病，也见于老年性肺气肿，当这些疾病出现肺胀的临床表现时，可参考本节进行辨证论治。

案 1　熊曼琪小青龙汤案

张某，女，26 岁，1986 年 9 月 22 日诊。

患者八天前郊游归来，当晚即发热、头痛，服感冒灵后症减。次日发热 38.5℃，伴咳嗽、气促、头痛，即到当地医院诊治。血常规；白细胞 12.6×10^9/L，中性粒细胞 0.82，淋巴细胞 0.16；胸透现右下肺炎。肌内注射青、链霉素，口服四环素等药一周末效。来诊时发热 38.8℃，头痛，神疲乏力，咳嗽转频，气促、胸部憋闷，胀痛，痰多质稀。舌淡，苔心微黄，脉浮滑略数。予小青龙加石膏汤。

炙麻黄　甘草　干姜　桂枝各6g　细辛5g　石膏45g（打碎先煎半小时）　五味子10g　法半夏　杏仁　芍药各12g　苡仁15g

服1剂，热减，咳喘皆减，胸部仍觉闷痛。连服3剂，热退神爽，咳喘已平，胸痛亦消，唯口淡，偶有稀白痰。

前方去石膏，续进3剂，诸证若失，唯纳食欠佳。胸透双肺野清，有下肺炎病灶影完全消散；白细胞 6.8×10^9/L，中性粒细胞0.68，淋巴细胞0.26。予陈夏六君丸调理善后，病去人安。

【原按】

本案感受外邪，胸闷咳喘，痰多质稀，脉浮滑数，为内饮兼有郁热，故用小青龙加石膏法取效。

摘自：熊曼琪，彭万年．小青龙汤临证治验［J］．新中医，1989（4）：18.

案2　黄淑芬越婢加半夏汤合葶苈大枣泻肺汤案

李某，男，56岁。2004年12月15日初诊。

患慢性支气管炎已20余年，病情逐年加重。3天前因受凉感冒，咳喘发作，服用西药汗出后感冒症状减轻，咳喘仍甚，故请中医治疗。诊见：面色晦滞，胞睑及下肢浮肿，呼吸急促，张口抬肩，不能平卧，胸部胀满，喉中痰鸣，咳嗽痰多、色白质稠，小便短少，舌暗红，苔厚腻微黄，脉弦滑。西医诊断：慢性支气管炎急性发作，肺气肿，肺心病心衰。中医诊断：肺胀。证属外邪引动内饮上逆，肺失宣肃。

治宜宣肺泄热，化饮降逆。越婢加半夏汤合葶苈大枣泻肺汤加味。

处方：生麻黄12g　石膏30g　法半夏12g　生姜9g　大枣12g　葶苈子25g　杏仁12g　细辛10g　黄芩12g　茯苓12g　生甘草6g

2剂，水煎服。

二诊（2004 年 12 月 18 日）：服药后咳喘大减。已能安卧，尿量增加，浮肿亦有所消退，短气乏力较明显。上方去杏仁，加泡参 30g、黄芪 20g，2 剂，水煎服。

【原按】

肺胀以咳、痰、喘、悸、肿为主要临床特征，发作期多属内外合邪，本虚标实而以标实为急，越婢加半夏汤外散风寒，内化痰饮。兼清郁热，合葶苈大枣泻肺汤泻肺涤痰平喘。两方合用。治疗慢性肺源性心脏病并发心衰有良好效果。药理研究证实，葶苈子具有显著的止咳平喘、强心利尿、抗感染作用，但用量宜重，一般可用 20~30g。

摘自：杨殿兴，罗良娟，邓宜恩，等．四川名家经方实验录［M］．北京：化学工业出版社，2006：350.

案 3　张庆宇皂荚丸案

张某，男，70 岁，农民。

间断性咳嗽，胸闷 20 余年。2 年来咳喘呈持续性，每逢冬季加重，多次住院治疗，诊为“慢性支气管炎，肺气肿，肺源性心脏病”。10 天前因受凉咳喘加重。胸部憋胀，不能平卧，咯痰白黏胶固，难以咯出，伴心悸，下肢水肿。曾经某医院门诊治疗，诊为“肺心病合并急性感染”，注射青、链霉素，氨茶碱，服氢氯噻嗪、螺内酯等，效果不显，要求中医治疗。患者呈半坐位，喘息抬肩，喉中痰鸣，口唇紫绀，颈部青筋暴涨。胸呈桶状，四肢不温，下肢水肿，按之陷而不起，舌质紫暗，苔黄腻，脉弦滑无力。

证属肺胀，缘因痰浊内壅，阻塞气道，气体易入而难出，致肺脏气胀。急宜涤痰逐饮，豁通气道。给皂荚丸每次 1 丸，每日 4 次。

服药后次日早晨，痰液变稀，咯出大量稀痰，自觉胸部宽畅，喘咳明显减轻，紫绀亦减。次日拉稀便2次，喘息胸懑续减，至晚已能平卧，紫绀消失，喘咳已平，后以健脾养心、固肾纳气之法巩固。

【原按】

本方主药皂荚，味辛，性温，入肺与大肠二经，功专涤痰开窍，且有通便之能，使表里通畅，肺气得降。《本草求真》谓："其力能涤垢除腻，洁净脏腑"。故痰浊胶黏，阻塞气道非此药不可。白蜜为丸，枣汤送服，缓药性之烈以护胃。因药性峻烈，必须掌握以下指征，方可应用，否则不宜轻投：①喘咳胸懑，不能平卧为主证。②痰浊胶黏难咯，或咯出大量痰后喘息减轻。③胸廓圆隆如桶状。皂荚丸为涤痰峻剂疗效确切，价廉易得，使用方便。病人服皂荚丸后，痰液变稀易咯。大便溏，日2~4次不等。病人往往因之而喘懑减，腹胀、纳差等症亦随之而除，全身情况好转，除个别病人有咽痒或轻度恶心外，未见损伤正气之弊病。肺胀为本虚标实之证，皂荚丸只治痰浊阻塞而致喘懑之标，证情缓解后需调补肺、脾、肾以固本善后，可选用参蛤散，金匮肾气丸，麦门冬汤等。

摘自：张庆宇．应用《金匮》皂荚丸治疗肺胀［J］．中医杂志，1984（10）：7.

案4　颜德馨抵当汤合葶苈大枣泻肺汤案

张某，男，60岁。

患慢性支气管炎、肺气肿病史10余年，每因气候交变时发作。近2周因受凉病情加剧，咳喘，胸闷，夜间不能平卧，下肢浮肿，于2006年3月17日入院。患者呼吸喘急，口唇紫绀，神志尚清，精神萎靡，至傍晚则出现嗜睡，呼之尚能睁眼，小便失禁，颈静脉怒张，球结膜水肿，两肺可闻及干湿性啰音。血气分析：pH 7.296，$PaCO_2$ 79.5mmHg，PaO_2 30mmHg，SaO_2 48%。诊断为肺性脑病，中医属肺胀危候，痰饮内停。急予吸氧，呼吸兴奋剂尼可刹米、洛贝林静滴以及用哌拉西林、头孢哌酮抗感染，中药小青龙汤加味等中西药抢救，但病情未能好转。至3月21日，患者神志迷糊，烦躁不安，语无伦次，颜面浮肿，球结膜水肿，舌质红绛无苔，脉细滑。证属痰瘀交阻，蒙蔽心脑，肺失清肃，宣降无权，郁久化热，暗耗津液。急当下瘀泄热，宣窍豁痰。方用抵当汤合葶苈大枣泻肺汤加减。

处方：水蛭3g　大黄9g　葶苈子30g　大枣7枚　半夏30g　菖蒲30g　海浮石30g　苏木4.5g　降香2.4g　枳实9g

2剂，每日1剂，水煎服。

进服1剂，当天大便畅解，量多，至次日神志清醒，精神略振，咳喘稍平，口干欲饮，纳食思进，小溲畅利，颜面浮肿稍减，球结膜水肿消退。方药颇合病机，病势已衰，乃改以小其制而进，前方减葶苈子为15g，大黄为6g，再进3剂，诸症悉平。复查血气分析：pH7.344，$PaCO_2$ 55.9mmHg，PaO_2 97mmHg，SaO_2 96.9%。乃改以健脾宣肺、养阴化痰之剂善后，病情日见好转，于4月10日出院。

【原按】

肺性脑病乃肺源性心脏病之危象，病及肺、心、脑等重要脏器，肺主气而心主血，脑为元神之府，至高至上，乃清灵之地，纯者灵而杂者钝。若气滞使津生痰，血凝致瘀，痰瘀交阻于肺，蒙蔽于心，交杂于脑，以使肺失宣肃而喘促，神明失主而妄言，脑府失灵而昏迷，种种危象，总因痰瘀，治疗亟当逐瘀、涤痰，以合“必伏其所主，而先其所因”之旨，临床取抵当汤合葶苈大枣泻肺汤同用，并加水蛭、苏木以活血，海浮石、半夏以祛痰，石菖蒲、降香以宣窍醒神，则疗效更捷。

摘自：吕立言．颜德馨教授治疗痰饮病经验探析［J］．中华中医药学刊，2008，26（9）：1877-1878.

小 结

肺胀是慢性肺系疾病迁延，反复感邪，导致肺管不利，肺气不能宣降，清气难入，浊气难出，气壅于胸，滞留于肺的病变。病理性质属本虚标实。本虚多为气虚、气阴两虚，发展为阳虚；标实为气滞、痰浊、水饮、瘀血。气虚、血瘀、痰阻则贯穿于肺胀之始终。由于标本虚实常相兼夹，又互为影响，故成为迁延难愈，日渐加重的病证。临床以肺气胀满胸闷，咳喘短气，紫绀、心悸、浮肿为主症，若病情加重，还可出现心脉瘀阻、阳虚水泛、痰蒙神窍、痰热动风、气不摄血、内闭外脱等危重证候。本病严重危害患者健康与生命，应积极防治。

预防上重视治疗原发疾病，控制其迁延发展是关键。治疗上应祛邪扶正，标本兼顾。感邪时偏于邪实，急者祛邪治标为主，平时偏于正虚，缓者以扶正治本为主，常在祛邪宣肺、降气化痰、温阳行水、活血化瘀、补益肺气、健脾化痰、补肾纳气、滋补阴阳诸法中灵活施治，病危时还须采用开窍、熄风、止血、扶正固脱、救阴回阳等法以救急。但急则治标，缓则治本，标本兼顾应贯穿于本病治疗的全过程。

第七章 肺 痨

肺痨是一种由于正气虚弱，感染痨虫，侵蚀肺脏所致的，以咳嗽、咯血、潮热、盗汗及身体逐渐消瘦等症为主要临床表现，具有传染性的慢性消耗性疾病。

肺痨相当于西医学中的肺结核，是肺病中的常见病。据1985年全国性结核病流行病学抽样调查，本病患病率为550/10万，平均死亡率在30/10万左右。中医治疗肺痨着眼于从整体上辨证论治，针对患者不同体质和疾病的不同阶段，采取与之相适应的治疗方法，目前临床多结合抗结核西药治疗，可以收到标本兼顾，恢复健康的结果。

本节所论述的肺痨，与西医学中的肺结核病相类同。若以广义的痨瘵而言，还包括某些肺外结核在内。当这些疾病出现肺痨的临床表现时，可参考本节进行辨证论治。

案1　李可薯蓣丸案

段纯山头村杜润梅，23岁，1965年冬病危邀诊。

追询病史，知于1964年冬患者由于8个月儿子因病夭折，悲伤过度，情怀郁结。日久，食少形瘦。今春流产，失血过多，多次发生贫血性休克。虽经调治，未能复原。夏末患痢，寒热如疟，日下脓血便10余次。服白头翁汤不效，又服葛根芩连12剂，输液半个月，病不减，反见口噤不能食。盛夏憎寒，不离棉衣，日渐消瘦，咳嗽盗汗。经 X 光透视见右肺浸润型肺结核。闭经，卧床不起 4 个月余。食少呕逆，咳喘自汗，脓血便仍未止，每便必脱肛。用抗结核药后食纳锐减，形容枯槁，眼眶塌陷。23 岁少女，满脸皱纹，毛悴色焦，皮肤干瘪（即《金匮》肌肤甲错之象）。见其舅偕余来探视，悲泣不已，安排后事，一日数度晕厥，气息奄奄，病情确属危重。

余诊其脉，细数不乱，两尺尚能应指。面色虽萎黄欠华，尚不致灰败，思之再三，觉患者正在青年，虽耗伤过甚，未必就是死证。但病由寒痢误用苦寒损伤胃阳，邪陷入里成痨。延久损及于肾，生命根基动摇，已无"病"可攻。亟亟扶正固脱，醒脾救胃，先复胃气，若得胃气来复，便有生机。

红参（捣末同煎） 生半夏各 30g 山萸肉 生山药各 100g 炙草 15g 鲜生姜 10 大片（切）

煎取浓汁 300ml，对入姜汁 1 盅，一日内不分次数缓缓呷服，呕止后，改为日分 3 次服，3 剂。

余疏方后，其舅与余约定，由他亲侍服药，守护观察。若有转机，再请上山一趟；若有不测，待处理后事毕，再谢奔波之劳。

4 日后其舅来门诊告知：服第 1 剂后当日呕止。服完第 2 剂后，汗敛喘定，知饥，索食藕粉 1 小碗，蒸小米约 2 两许，并服稀粥 4~5 次。服完第 3 剂后，日可进食半斤许。

余偕其舅再赴山头，见患者已半卧、半靠于炕上，两目有神，语声低而清晰。脉虽细弱，但属有根。下痢脓血如前，未再休克。乃疏第 2 方，以补中益气汤加山萸肉、生山药、肾四味顾护脾肾元气：

生芪 18g 红参（另炖） 白术 当归各 10g 柴胡 升麻 陈皮各 3g 制肾四味各 10g 山萸肉 生山药各 100g 炙草 15g 鲜生姜 3 片 大枣 4 枚

胡桃4枚（打）

3剂。

二诊后，由其舅往返传递病情变化，余斟酌改方。上方服6剂后，已能起坐，日可进食七八两。便脓血、咳嗽、午后潮热不减。

第三方咬定顾护元气、补土生金之法，原方加炒谷、麦芽醒脾，煅龙牡粉固脱。服20剂后，日可进食斤半，已能起床下炕游走几次。每日进食身有微汗。正气渐复，营卫递调伏邪外透，痢疾不治而愈。咳嗽亦减，潮热轻微。效不更方，再给原方20剂，间日1剂。

上方服后，日见起色。月经来潮，咳嗽、潮热止，食纳逾于往昔，面色红润，已可到户外活动。经X线检查，右肺结核已钙化。1966年夏生一男孩。

【原按】

此例属于误治败症，故治法不循常规。如此垂危重症，经治2个月，服药49剂，无一味治痢之药而痢愈，仅一味生山药治痨之药而痨亦愈，可见古人“扶正邪自退”之说，确有至理。中医学又有“万病不治，求之脾肾”的论断，在危重疑难病的治疗上，确有起死回生之效。盖脾胃为后天之本，“有胃气则生，无胃气则死”“脾胃一伤，百药难施”肾为先天之本，为人生命之主宰。内寄命门真火（肾气、元气、元阳），为生命的原动力，五脏精气的源泉。故五脏之伤，穷必及肾，肾气败亡则生命终结。故凡治病，皆当首先顾护脾肾元气，勿使损伤。若已损伤，则亟亟固脱救肾，醒脾救胃，使胃气来复，病人才有生机。故此症首方虽药仅5味却是起死回生的关键。其中独参汤合山萸肉益气救脱；生山药滋润血脉，固摄气化，宁嗽定喘，补肾益肺，为《金匮要略》薯蓣丸治痨瘵之主药；生半夏为降胃安冲止呕圣药，与等量之鲜生姜、姜汁、炙草合用，既解其毒，又能止剧烈之呕吐，从而使胃气复苏，为本症的治疗破一难关。余每年用生半夏数百斤，经治老人、孕妇、小儿各种危急重症，无一例中毒，可放胆使用。

摘自：李可．急危重症疑难病经验专辑［J］．太原：山西科学技术出版社，2002：305-307.

案2　曹颖甫黄芪建中汤案

王女士，初诊。

经停9月，咳呛4月，屡医未效。按诊脉象虚数，舌苔薄腻，每日上午盗汗淋漓，头晕，心悸，胸闷，胁痛，腹痛喜按，食少喜呕，夜寐不安，咳则并多涎沫。证延已久，自属缠绵。拟先治其盗汗，得效再议。

川桂枝一钱　大白芍二钱　生甘草八分　生姜一片　红枣四枚　粽子糖四枚　全当归二钱　花龙骨四钱（先煎）　煅牡蛎四钱（先煎）

【原按】

病者王女士为友人介绍来诊者，年龄16，经停始于今春，迄今约九月矣。诘其所以，答谓多进果品所致。察其皮色无华，咳呛不已，缓步上梯，竟亦喘息不止。他状悉如脉案所列，盖流俗所谓干血痨也。曾历访中西名医，遍求村野单方，顾病势与日俱增，未如之何焉。余初按其脉，即觉细数特甚。按表计之，每分钟得一百四十余至，合常人之脉搏恰强二倍。依旧说，此为木火刑金，凶象也。依新说，肺病贫血甚者，脉管缩小故也，其预后多不良云云。据述在家终日踡卧被中。如是则恶寒稍瘥。余相对之顷，实难下药。乃默思本证之症结有三：经停不行，其一也；肺病而咳，其二也；腹痛恶寒而盗汗，其三也。将用攻剂以通其经乎，则腹无癥瘕，如虚不受劫何？将用肺药以止其咳乎，则痨菌方滋，如顽不易摧何？无已，姑治其腹痛恶寒而盗汗，用当归建中汤合桂枝龙骨牡蛎法，疏极轻之量以与之。粽子糖者，即饴糖所制，糖果店所售，较用饴糖为便捷，此吾师法也。病家持此方笺以购药，药铺中人又笑曰糖可以为药，此医可谓幽默矣。越三日，病者来复诊，喜出望外，欣然告谢。.

二诊：3进轻剂当归建中汤加龙骨牡蛎，盗汗已除十之三四，腹痛大减，恶风已罢，胸中舒适，脉数由百四十次减为百二十次，由起伏不定转为调匀有序，大便较畅，咳嗽亦较稀，头晕心悸略瘥。前方尚合，惟量究嫌轻。今加重与之，俟盗汗悉除，续谋通经。

炙黄芪三钱　川桂枝钱半　肉桂心二分　炙甘草钱半　大白芍三钱　全当归四钱　生姜二片　红枣八枚　粽子糖六枚　龙骨六钱（先煎）　牡蛎八钱（先煎）

【原按】

病者曰："吾初每夜稍稍动作，即觉喘息不胜，自服前方3小时后，喘息即定，虽略略行动，无损矣。3服之后，恙乃大减。向吾进饭半盅，今已加至一全盅矣。"余初以为腹痛稍定，即为有功，不意咳嗽亦瘥，脉搏反减而调。

又越3日，病者来三诊，神色更爽于前，扶梯而上，已无甚喘急之状。询之，答谓盗汗悉除。恶风已罢，日间喜起坐，不嗜卧矣。饭量由一盅加至一盅有半。而其最佳之象，则尤为脉数由百二十至，减为百十有四至，咳嗽亦大稀，舌苔渐如常人。

余乃改用润肺养阴，宁咳化痰之剂，如象贝、杏仁、款冬、紫菀、麦冬、沙参之属。5剂竟无进退。后有老医诏余曰：子之弃建中而用贝杏者，误也。若是之证，当换笺不换方，虽服之百日，不厌其久也。余谨志而谢之。

于此有一重要问题之发生，不容搁置而勿论焉，问题维何？即所谓阳虚虚劳，阴虚虚劳之辨是也。后贤多谓古时所患虚劳多属阳虚虚劳，宜建中剂。今世所患虚劳，多属阴虚虚劳，宜养阴剂。二者误用，祸如反掌云云。而《兰台轨范》之说，则较为近理。《兰台轨范》曰："古人所云虚劳，皆是纯虚无阳之证，与近日之阴虚火旺，吐血咳嗽者，正相反，误治必毙。今日吐血咳嗽之病，乃血证，虽有似虚劳，其实非虚劳也。"又曰："小建中汤治阴寒阳衰之虚劳，正与阴虚火旺之病相反，庸医误用，害人甚多，此咽干口燥，乃津液少，非有火也。"又汤本氏云："余往年误认师论及诸家学说，用黄芪建中剂于肺结核，常招失败，当时学识尚浅，不知其故。及读《兰台轨范》诸书，乃始晓然。惧后之人蹈余覆辙，故表而出之，盖胶饴性大温，有助长炎症之弊。芍药之收敛，又有抑遏皮肤肺肠肾脏排泄机能之作用。故误用本方于肺结核时，一方面助长炎症，他方面阻止结核菌毒素之排泄，故令病势增恶耳。"

按以上诸家之说，诚足为吾人参考之资，请重以余浅薄之经验衡之。本案王女士所患之病，确为肺结核，使汤本氏之说而信，又安能六服轻剂建中汤，而得大效耶？推求其得效之故何在，亦无非此肺结核者，适有建中汤之证耳。使其无建中汤证，则其不效，当如汤本氏所期矣。诚以结核之范围至广，结核之病期至久，其间变化万端，岂某一方所能主治，又岂必无某一方所适治之证？故曰建中汤不得治肺结核，犹曰桂枝汤不能治太阳病，（适为脉紧无汗之麻黄证）其失维一。

至《轨范》所云阴虚火旺，吐血咳嗽，确为肺痿，为肺痈，为血证，要略自有正治。请检本书肺痈案所载，即可得其一隅。其案内附记之曹夫人恶寒盗汗，与阳虚虚劳几无两异。然卒能以甘寒之药愈之，其不混淆为一者，辨证之功也。后人误称此等证亦曰虚劳，于是有阳虚虚劳，阴虚虚劳之辨。实则古今人同有此所谓二种虚劳之证，后人既误其名称，复化其药味，驯至古今判然，学者大惑。负整理中医之责者，又安可不揭其秘也哉？

曹颖甫曰：通俗医界莫不知培土生金之说，然往往不能用之适当者，不通仲师之医理故也。夫阳浮阴弱则汗自出，汗常出则脾病，而肺亦病。肺病则气短矣，汗常出则恶风矣，故桂枝汤本方原为扶脾阳作用，仲师不曰系在太阴乎？病积既久，脾阳益虚，肝胆之气乘之，乃至胸胁腹中俱病，故加饴糖以补脾，饴糖者麦精所煎也。但使脾阳既动，饮食入胃，自能畅适。当归黄芪亦补脾之药也，加龙骨牡蛎，则《金匮》虚劳盗汗之方治也。要而言之，不过是培土生金之用。苟得其精理所在，幸无为群言所乱也。

【原按】

本案拙见意谓肺痨病者确有时属建中汤证，而谭次仲先生之卓识，则更进一步，确定建中汤为治虚痨之主方，且阐述其义，无不与西医学相吻合。其言曰："盖治肺痨，最重要的对症疗法为健胃与营养，以使体重增加，肺之局部症状，因而轻快之一法。考《金匮·虚劳篇》，首立小建中汤。本汤以桂枝生姜为君，此即西药中所谓芳香辛辣之健胃剂也；方中配以饴糖，即西药中之滋养品也。三味均西医所同备者。而证以中医之解释，亦无丝毫违异焉。陈修园云：建中者，建立其中气也。尤在泾云：治虚劳而必以建中者，何也？盖中者，脾胃也。盖虚劳不足，纳谷者昌，故必立其中气，中气之立，必以建中也。余谓古人以建中汤谓健胃剂，此非其明证欤？且桂枝之芳香，能缓解支气管神经之痉挛，有排痰镇咳之效，已于痰饮篇之苓桂术甘汤开其端，所以仲景立小建中汤为治虚劳之主方也（但痰多者嫌其太甜，燥多者嫌其太热，可用他药代之，而师其健胃营养之法可也）。其余若发热盗汗，失精梦交，则有二加龙牡汤，及桂枝加龙牡汤，失眠则有酸枣仁汤，腰痛有肾气丸，补虚有黄芪建中汤，此皆仲圣治虚劳之正法，俱载《金匮·虚劳篇》中。考西医对肺结核之药物疗法，若合符节焉。"（见《中西医药》二卷二期）高瞻远瞩，弥足钦也！

摘自：曹颖甫．经方实验录［M］．上海：上海科学技术出版社，1979：63-66.

小 结

在《伤寒论》与《金匮要略》中，并没有专门论述肺痨的章节，惟在《金匮》血痹虚劳篇中略有提及，其中薯蓣丸中的主药生山药被后世认为是治痨瘵之主药。我们学习经方治疗肺痨，重在学习经方顾护脾肾元气的思想。

肺痨在整个病程中常以阴虚类证候为主要临床表现，历代医家治疗时多以甘寒养阴配伍苦寒降火之品为主，但此类药物有碍脾胃运化，易伤脾败胃，往往数剂便导致病人纳食不香。李可认为治疗肺痨若以芩、连、知、柏等药物苦寒泻火坚阴，终至戕伤脾胃之阳。脾胃一伤，食少便溏，化源告竭，十难救一。故其毅然脱出了古人“滋阴降火”的窠臼，确立了“治痨瘵当以顾护脾肾元气为第一要义”的总治则。重温仲景“劳者温之”之旨，理血痹以治虚劳之法，及东垣先生《脾胃论》精义，以补中益气汤为基础方，补土生金，探索出治痨新径。临床诊疗时，若见面若桃李，艳若涂丹者，要注意未必为痨证必有阴虚征象，可能为浮阳飞越之戴阳危象，乃气血大虚，阳失统束之假热，当救阳固脱为先，绝不可见热投凉，苦寒败坏胃阳。

抗结核杀虫，是肺痨病的重要治法，在辨证论治的基础上，应十分重视配合西药抗结核杀菌药物的使用。根据临床验证和药理实验研究，很多中药也有不同程度的抗结核杀虫作用，如白及、百部、冬虫夏草、功劳叶、葎草等，均可在辨证的基础上结合辨病，适当选用。

肺痨是具有传染性的慢性消耗性疾患。其病因为感染痨虫，但发病与否与正气强弱有很大关系，且古代生活环境恶劣，感染痨虫的多为体质虚弱、气血不足的贫苦人民，故健胃与加强营养能增强人体正气，以利于疾病康复。

第八章 悬 饮

悬饮是饮邪停留胁肋部而见咳唾引痛的病证。《金匮要略·痰饮咳嗽病脉证并治》："饮后水流在胁下，咳唾引痛，谓之悬饮。"症见胁下胀满，咳嗽或唾涎时两胁引痛，甚则转身及呼吸均牵引作痛，心下痞硬胀满，或兼干呕、短气，头痛目眩，或胸背掣痛不得息，舌苔滑，脉沉弦。临床大致对应于各种原因导致的胸腔积液。

案1 张志雄十枣汤案

徐某，女。

因咳嗽少痰，左侧胸痛，呼吸困难，发冷发热6天入院。入院前3天上述症状加剧。体检：营养、精神差。舌苔厚腻，脉弦滑。呼吸较急促，在左胸前第二肋间隙以下语颤消失，叩呈浊音，呼吸音消失。X线透视积液上缘达前第二肋间，心脏稍向右移位。穿刺抽液50毫升，黄色半透明，黏蛋白试验（++），白细胞$25.5\times10^9/mm^3$，淋巴细胞0.88，中性粒细胞0.12，未找到结核菌；血沉40mm/h。根据上述情况合乎中医所说的悬饮，其病属实证，因此，以祛逐饮邪法，用十枣汤。

大戟、芫花、甘遂各0.9g，研成极细粉末，肥大红枣10个擘，煎汁，在上午10时空腹吞服。

药后1小时腹中雷鸣，约2小时即大便稀泻5次。依法隔日1剂，投3

剂后，体温正常，胸畅，胸痛减半，左前三肋以下仍呈浊音，呼吸音减低，X线胸透复查，积液降至第三肋间以下。

继服原方4剂，体征消失，血沉5mm/h，X线胸透：积液完全吸收，住院26天病愈出院。

【原按】

渗出性胸膜炎从其临床表现看，与十枣汤证极为贴近，属中医"悬饮"范畴。十枣汤治疗渗出性胸膜炎报道甚多，效果良好，只要是体质壮实者，可将本方作为首选方剂。

摘自：张志雄，程文斌，于良瑞，等．中药十枣汤治疗渗出性胸膜炎51例疗效较满意［J］．解放军医学杂志，1965（2）：150.

案2　颜德馨十枣汤案

祁某，男，28岁。

患者以发热、恶寒、咳嗽、咽痛，胸透右下肺片状模糊阴影，拟诊为"右下肺炎"而入院。入院后症见神昏谵语，手足躁动，经投人参白虎汤和牛黄至宝丹益气生津、清热开窍，病情渐趋稳定，但胸痛剧烈，不能忍受，超声波检查为"右肺包裹性胸膜炎"。此水湿与瘀浊胶滞，与十枣丸法。

处方：甘遂、芫花、大戟等分研末，取1g，枣肉做丸。

每日1次，红枣汤送下。

2天后疼痛锐减，一周后胸透复查，积液明显吸收，共调治2周而愈。

【原按】

胸膜炎症有咳嗽、胸胁痛、干呕短气等临床特点，一般将其归属祖国医学"悬饮"范畴。《金匮要略》云："病悬饮者，十枣汤主之。"十枣丸乃丹溪本仲景十枣汤意而作，方中甘遂善行经隧水湿，大戟善泄脏腑水湿，芫花善攻胸胁痰饮，三味药逐水虽同，各有所长，合而用之，攻逐经隧、脏腑、胸胁积水之力甚著。十枣改汤为丸，有两层含义：①“治之以峻，行之以缓”；②三物与枣同煎，服后当出现呕吐、脘腹切痛等强力副作用，而且不能与其他药物配伍使用，限制了辨证加减，“得快下后，糜粥自养”又不利于病体恢复，故颜老主张用丸代汤。凡遇有痰热互结、恶寒发热、干咳少痰、胸胁疼痛者，可加黄芩、瓜蒌、桔梗、杏仁、葶苈子以清化痰热；痰饮聚而不退，咳嗽气短、胸胁满痛者，可加茯苓、桂枝、橘络、半夏、白芥子温阳蠲饮；低热延绵之属阴虚者，加银柴胡、鳖甲、白薇、青蒿、地骨皮以育阴泄热，使十枣汤的临床运用得以拓展。颜老尝曰：“读古人书，不得执死方以治活病，用古人法而不必拘其法，用古人方而不必泥其方，方有所得。”

摘自：颜乾珍，屠执中．颜德馨教授用经方治疗急难重症举案［J］．国医论坛，1992（33）：22-23.

案3　熊曼琪小青龙汤案

陈某，女，59岁，美国华侨，1986年9月17日诊。

咳喘，痰多，反复发作4月余，伴胸痛1周，入院前曾在美国多方求治数家医院，用多种抗生素及止咳药无效，咳嗽渐甚，痰多质稀，近1周伴右侧胸胁疼痛，咳嗽气促，病情加重，故专程从美国回国治疗。诊时神疲乏力，咳嗽痰多，质稀色白，卧则气短，右胸胁疼痛，咳唾转侧，左侧亦有引痛，口渴喜热饮，舌淡偏暗、苔白略滑，脉细滑。体温37.1℃～37.5℃，脉搏：96～100次/分，呼吸：22次/分，血压：100/60mmHg。右胸稍隆起，叩诊过清音，左下肺呈浊音；右侧语颤强，左侧语颤减弱，双肺呼吸音减弱，以左侧为甚；右下肺闻及湿性啰音。痰培养：肺炎双球菌；白细胞$11.4\times10^9/m^3$，中性粒细胞0.77，淋巴细胞0.22。胸透及X线片示：双肺纹理增粗，左胸膜增厚粘连，左肋膈角变钝，见有移动性液体，左膈活动受限，右肋膈角稍钝，密度增高，左上肺陈旧性肺结核。中医诊为悬饮。属饮停胸胁，脉络受阻，肺气不利。治悬饮，常用十枣汤类方。患者病久体虚，恐不堪峻逐，故拟温肺化饮，予小青龙汤加减。

炙麻黄　五味子　桂枝各10g　干姜　炙甘草各6g　细辛3g　法半夏　杏仁各12g　白芍　桃仁　云茯苓　丝瓜络各15g

水煎服，每日1剂。

服药3剂，咳嗽、胸痛等症明显减轻，咯痰少，可平卧。以此方加减进服20余剂，呼吸平顺，卧起行走自如，咳嗽、胸痛等症均愈，出院时查各生理常数均正常。为巩固疗效，带本方数剂，加用理中丸以调理善后。

【原按】

悬饮之证，多用十枣汤收功。然本案患者病久不愈，正气不支，攻之必不堪任，因证属寒饮内停，故径用小青龙汤温肺化饮，竟收全功。

摘自：熊曼琪，彭万年．小青龙汤临证治验［J］．新中医，1989（4）：18.

小　结

悬饮是由肺或胸部的痨、癌或其他全身性疾病引起的以胸胁胀满、咳唾引痛为主要表现的一类水液内停疾病。素体虚弱或有慢性疾病，肺虚卫弱，时邪外袭，肺失宣降，脾失传输，饮停胸胁是本病的病机。祛除水饮是治疗的关键，治疗用攻逐水饮之法。《金匮要略》云："病悬饮者，十枣汤主之。"十枣汤适用于体质壮实者，服药"得快下后，糜粥自养"。若素体虚弱，久病不愈，正气不足者，则可应用十枣丸缓其峻列之性，或以小青龙汤攻逐饮邪而不伤正气，使病得以痊愈。

第九章 鼻 炎

鼻炎多因脏腑功能失调，再加之外感风寒，邪气侵袭鼻窍而致。鼻炎包括慢性鼻炎和急性鼻炎，后者通常指感冒。慢性鼻炎包括症状轻微的单纯性鼻炎和鼻塞明显的肥大性鼻炎。

李可麻黄附子细辛汤案

余之战友郭某，1950 年夏，患过敏性鼻炎，整日喷嚏连连，其声达于户外。1982 年 10 月，遇于甘肃西峰镇，询其旧恙，竟缠绵 32 年不愈。每年夏初必犯，至秋凉渐渐减轻而愈。服中西药不计其数，无效。今年体质下降，腰困如折，气短懒言，畏风畏寒，感冒不断，鼻流清涕不止，鼻中痒如虫行，频频打嚏不止，声音较 32 年前已微弱许多。年仅 54 岁，弯腰驼背，俨然一老人矣。诊其脉沉细微弱，舌淡欠华。询知近 2 年，小便余沥，咳则遗尿，50 岁后阳事亦废。考本病初病在肺，久病及肾。已非益气固表，疏风散寒所能见效。万病不治，求之于肾，遂拟一方，嘱服 3 剂。

附子 30g　麻黄　细辛　红参（另炖）　炙草各 10g　肾四味 120g　鲜生姜10 片　枣 10 枚　葱白 3 节　麝香 0.3g（冲服）

加冷水 1500ml，文火煮取 500ml，2 次分服。

另配《金鉴·碧云散》：鹅不食草、细辛、川芎、辛夷、青黛各 5 克，研粉少许吸入鼻内，日 2 次。

5日后，为余饯行，一路上竟未闻喷嚏声。老郭素来拙讷，喜怒不形于色。至家，则嫂夫人迎候门外，频频道谢不迭。久年痼疾，3剂而愈，大出意料之外。而体质怯弱如此，难保来年不犯。

为预防之计，疏全河车2具，鹿茸、红参、三七、琥珀各60g，蛤蚧3对，冬虫草50g制粉，

日服2次，每次3g，热黄酒送下。

余事毕返晋，此事久已淡忘。1984年夏，老郭偕夫人、长子回忻州探亲，专程半途下车，登门造访。知其痼疾已2年未发，且体质改变，迈步稳健，红光满面，难言之隐疾亦愈。

之后，余遇此症，即投麻附细加味方，皆获奇效。此证之关键，多属肾中元气不固。肾为先天之本，生长发育、强壮衰老之所系。所谓种种“过敏性”疾病，皆责其先天不足，亦即自身免疫力低下。从肾论治，可谓治本之道。益气固表，脱敏止痒，隔靴搔痒而已。

摘自：李可．急危重症疑难病经验专辑［M］．太原：山西科学技术出版社，2002：282-283.

小　结

中医认为鼻炎多因脏腑功能失调，再加上外感风寒，邪气侵袭鼻窍而致。此病往往缠绵难愈，一则是正虚而邪恋，二则是外邪久客，化火灼津而痰浊阻塞鼻窍。因此五脏六腑功能失调为本，主要包括肺、脾、肾之虚损。脾属土，为肺之母，脾虚则肺之生源化绝而肺虚；肾属水，金水互生，且肺纳气归于肾，二者互相影响。因此，治疗鼻炎先需治本，重点是温补肺气、健脾益气、温补肾阳。

下篇

常用经方篇

桂枝汤

【组成】桂枝三两（去皮） 芍药三两 甘草二两（炙） 生姜三两（切） 大枣十二枚（擘）

【用法】上五味，□咀三味，以水七升，微火煮取三升，去滓，适寒温，服一升。服已须臾，吸热稀粥一升余，以助药力。温覆令一时许，遍身漐漐微似有汗者益佳，不可令如水流离，病必不除。若一服汗出病瘥，停后服，不必尽剂。若不汗，更服依前法；又不汗，后服小促其间，半日许，令三服尽，若病重者，一日一夜服，周时观之，服一剂尽。病证犹在者，更作服。若不汗出，乃服至二三剂。禁生冷、黏滑、肉面、五辛、酒酪、臭恶等物（现代用法：水煎两次温服）。

【功效】解肌祛风，调和营卫。

【方解】

本方功效解肌发表、调和营卫，为治疗营卫不和诸证的代表方。方中桂枝辛温，解肌祛风以治卫强；芍药酸苦而凉，敛阴和营以疗营弱。桂芍等量相配，共收调和营卫之功。生姜辛散，以助桂枝疏解卫分之邪；大枣味甘，以助芍药顾护营阴。甘草调和诸药，与桂枝生姜相合，辛甘发散卫阳；与芍药大枣相合，酸甘化生营阴。同时甘草又有补中益气的作用，扶正祛邪，顾护胃气。

【适应证】

1. 太阳中风，阳浮而阴弱。阳浮者，热自发，阴弱者，汗自出。啬啬恶寒，淅淅恶风，翕翕发热，鼻鸣干呕者，桂枝汤主之。(12)

2. 太阳病，头痛，发热，汗出，恶风，桂枝汤主之。(13)

3. 太阳病，下之后，其气上冲者，可与桂枝汤。方用前法。若不上冲

者，不得与之。(15)

4. 太阳病，初服桂枝汤，反烦不解者，先刺风池、风府，却与桂枝汤则愈。(24)

5. 太阳病，外证未解，脉浮弱者，当以汗解，宜桂枝汤。(42)

6. 太阳病，外证未解，不可下也，下之为逆，欲解外者，宜桂枝汤。(44)

7. 太阳病，先发汗不解，而复下之，脉浮者不愈，浮为在外，而反下之，故令不愈。今脉浮，故在外，当须解外则愈，宜桂枝汤。(45)

8. 病常自汗出者，此为荣气和，荣气和者，外不谐，以卫气不共荣气和谐故尔。以荣行脉中，卫行脉外。复发其汗，荣卫和则愈。宜桂枝汤。(53)

9. 病人脏无他病，时发热，自汗出，而不愈者，此卫气不和也。先其时发汗则愈，宜桂枝汤。(54)

10. 伤寒不大便六七日，头痛有热者，与承气汤。其小便清者，知不在里，仍在表也，当须发汗。若头痛者，必衄。宜桂枝汤。(56)

11. 伤寒，发汗已解，半日许复烦，脉浮数者，可更发汗，宜桂枝汤。(57)

12，太阳病，发热汗出者，此为荣弱卫强，故使汗出，欲救邪风者，宜桂枝汤。(95)

13. 阳明病，脉迟，汗出多，微恶寒者，表未解也，可发汗，宜桂枝汤。(234)

14. 病人烦热，汗出则解，又如疟状。日晡所发热者，属阳明也。脉实者，宜下之；脉浮虚者，宜发汗。下之与大承气汤，发汗宜桂枝汤。(240)

15. 太阴病，脉浮者，可发汗，宜桂枝汤。(276)

16. 下利腹胀满，身体疼痛者，先温其里，乃攻其表。温里宜四逆汤，攻表宜桂枝汤。(372)

17. 吐利止，而身痛不休者，当消息和解其外，宜桂枝汤小和之。(387)

18. 下利，腹胀满，身体疼痛者，先温其里，乃攻其表。温里宜四逆汤，攻表宜桂枝汤。(《金匮要略》，第十七)

19. 师曰：妇人得平脉，阴脉小弱，其人渴，不能食，无寒热，名妊娠，桂枝汤主之。(《金匮要略》，第二十)

20. 产后风，续之数十日不解，头微痛，恶寒，时时有热，心下闷，干呕汗出。虽久，阳旦证续在耳，可与阳旦汤。即桂枝汤方，见下利中。(《金匮要略》，第二十一)

【名家拓展应用】

聂惠民临床经验：

风寒外感：证见发热恶寒、头痛、鼻塞、脉浮、苔薄白者，用桂枝汤加荆芥 5~10g、芦根 5~10g、茅根 5~10g，收到良效。若外感风寒较重，可加荆芥；年老，体虚易感冒者，加黄芪；兼咳嗽者，加杏仁，桔梗。

过敏性鼻炎：以寒冷过敏而致，鼻塞流涕，嚏喷频作，用桂枝汤加苍耳子、辛夷花、蝉衣；若头痛甚者，加白芷、川芎、藁本；若兼热邪者，加金银花、菊花。

陈瑞春：桂枝汤治虚人感冒是首选方，加入祛风的防风、威灵仙，既可疏风胜湿，又可达表祛邪。表证已罢，再合玉屏风散，使之益气固表与调和营卫并行，以求治本。

张锡纯加味桂枝代粥汤，桂枝汤原方加生黄芪 10g，知母 10g，防风 6g。

【名家临证要点】

本证为营卫、气血、阴阳、表里不和之证，临床以汗出、恶风寒、脉弱为主要见证。

刘渡舟《伤寒论十四讲》："应当指出，仲景先抛出桂枝汤并非偶然之举，而是用以说明治病的原则在于调和阴阳，桂枝汤滋阴和阳，故为群方之首——它的特点是以调和中焦脾胃阴阳为主，故可以调节气血、营卫等的不和"。

故桂枝汤临床应用广泛，应抓住以下几点：①桂枝汤用于解表时是解肌剂，不是发汗剂。故解表时必然要借谷气（即啜热稀粥）"以助药力"，同时温覆，方可使汗出病愈。②桂枝汤能调和营卫。营卫不和不仅仅表现为时发热、自汗出等，还可由于营卫之行涩而致身痒，或肌肤麻木不仁等。③桂枝汤可和脾胃、调阴阳、温中补虚、滋壮气血。④要高度重视桂枝汤方后注。其方后注文，除"啜热稀粥"外，均应作为解表药的服药法则。其一，服解表药后，要适当地令病人覆衣加被，约2小时，达到全身微汗出，不要局部出汗或汗出过多，以免耗伤正气而邪仍不解；其二，要中病即止，不必尽剂；其三，要在6小时内将一剂药服完，每隔2小时服一次，若第一、二服后汗不出而病不解，第3次服药时间可稍提前；其四，对于外感重者，要"一日一夜服"，行日夜连续服药方法，务使药力接续，以驱邪外出；其五，外感病，服药一二剂后而不效，最多服用到三剂，不可再多服了，"乃服至二三剂"；其六，注意饮食禁忌。仲景已把桂枝汤方后注的饮食所禁——"禁生冷、黏滑、肉面、五辛、酒酪、臭恶等物"，当作服药忌口的法度提出。⑤桂枝汤证辨证要点有三：体质素虚易感（面色白、口唇淡、四肢欠温、体弱多病、平素易感）；脉浮缓虚弱；发热、汗出、恶风。

桂枝加厚朴杏子汤

【组成】桂枝三两（去皮） 甘草二两（炙） 生姜三两（切） 芍药三两 大枣十二枚（擘） 厚朴二两（炙，去皮） 杏仁五十枚（去皮尖）

【用法】上七味，以水七升，微火煮取三升，去滓，温服一升，覆取微似汗。

【功效】解肌发表，降气平喘。

【方解】

本方为桂枝汤的变方，方中桂枝温经通阳，疏风散寒；芍药敛阴和营，二者等量相配，调和营卫。炙厚朴化湿导滞，降气平喘；生姜辛散止呕，助桂枝以调卫；大枣味甘，补中和胃，助芍药以合营，姜枣合用还可益脾和胃；杏仁止咳定喘；炙甘草补中气且调和诸药。诸药合用为治疗太阳中风表证兼肺气上逆之咳喘的良方。

【适应证】

1. 喘家作桂枝汤，加厚朴、杏子佳。(18)

2. 太阳病，下之微喘者，表未解故也，桂枝加厚朴杏子汤主之。(43)

【名家拓展应用】

从现代医学来说，本方可治感冒、急性哮喘性气管炎、或慢性喘息型气管炎急性发作。中医辨证属外感风寒兼有痰湿内滞、肺气上逆者。

陈伯涛治疗胸腔积液，症见咳嗽，咳吐白沫痰多，入夜咳嗽自汗，纳少，唇干口燥，脉浮弦滑，舌苔薄黄。处方：川桂枝 5g，炒白芍 10g，鲜生姜 3g，肥大枣 12g，炙甘草 4g，川厚朴 5g，杏仁 10g，白芥子 6g，芦根 30g（去节）。

姜春华治疗咳嗽合并感染，症见：咳嗽，发热恶寒，上气，舌淡苔白。组成：桂枝9g，白芍9g，杏仁9g，厚朴9g，姜半夏9g，枳实9g，陈皮9g，甘草6g。燥湿化痰，调和营卫。

【名家临证要点】

本证为风寒引动肺气上逆所致。肺主气，外合皮毛，若风寒袭于肌腠，内迫于肺，致肺寒气逆，发为喘息。桂枝加厚朴杏子汤证的审证要点为：①以风寒表虚证兼咳喘为宜，必见汗出恶风，痰多色白。②舌质淡红、舌苔白润（含白腻、白滑、薄白）、脉浮缓，绝无热象可言，这是使用本方的注意点。

傅元谋认为本方虽无直接除湿作用，但通过宣降肺气，以通调水道，故对一般兼有轻微湿邪的病证，可以不加用除湿药，但对痰湿较重者宜加除湿祛痰药。本方使用时，若患者伴有大便秘结，可用郁李仁代替杏仁，通过大量实践证实有效。

周兆山临床上主要用其治疗哮喘之寒哮证，表现为喘息，胸闷憋气，咳嗽，咯少量白痰，汗出恶风，或遇风、寒加重，舌质淡，苔薄白，或兼有喷嚏，流清涕。在运用本方治疗寒哮时，应抓三个主证：其一，在咳喘的同时以胸闷憋气为主；其二，汗出恶风，或遇风、寒加重；其三，舌质淡，苔薄白。若伴有喷嚏，流清涕者，可在原方的基础上加辛夷、苍耳子。另外，本方也可用于治疗慢性支气管炎、慢性阻塞性肺气肿，症见胸闷憋气，咳嗽，咯白痰，汗出恶风，或遇风、寒加重，舌质淡，苔薄白。可在原方的基础上加苏子、葶苈子，薤白。若痰多者可合用二陈汤。再者，采用本方治疗过敏性鼻炎疗效亦佳，其应用指征为：每遇凉风则喷嚏，流清涕，鼻痒，舌质淡，苔薄白。可在原方的基础上加辛夷、苍耳子、白芷、蜂房、细辛。

桂枝加葛根汤

【组成】葛根四两　麻黄三两（去节）　芍药二两　生姜三两（切）　甘草二两（炙）　大枣十二枚（擘）　桂枝二两（去皮）

【用法】上七味，以水一斗，先煮麻黄、葛根减二升，去上沫，内诸药，煮取三升，去滓，温服一升。覆取微似汗，不须啜粥，余如桂枝法将息及禁忌。（臣亿等谨按仲景本论，太阳中风自汗用桂枝，伤寒无汗用麻黄，今证云汗出恶风，而方中有麻黄，恐非本意也。第三卷有葛根汤证云，无汗恶风，正与此方同，是合用麻黄也。此云桂枝加葛根汤，恐是桂枝中但加葛根耳。）

【功效】解肌祛风，调和营卫，生津舒筋。

【方解】

本方为桂枝汤加葛根而成。方中桂枝汤解肌祛风，调和营卫；葛根既可升阳发表，解肌祛风，又能宣通阳气，解经脉气血之壅滞，生津液，起阴气，缓解筋脉之拘急。诸药合用以达解肌祛风，调和营卫，生津舒筋之用。

【适应证】

太阳病，项背强几几，反汗出恶风者，桂枝加葛根汤主之。（14）

【名家拓展应用】

湖南医家张件云应用此方治疗非特异性肺炎，效果明显。症见上身紧箍感，多汗、呼吸困难，伴有咳嗽，吐白色稀痰，间断出现发热，舌质淡红，苔薄白，脉浮。西医诊断为非特异性肺炎，中医诊断为肺痹，治予解肌和营、宣痹通络。桂枝加葛根汤是太阳中风颈项强证的主方，主要应用于呼吸、神经、精神、循环、传染病等多系统疾病。《伤寒论译释》载：

本方治疗肩凝症、落枕、肩周炎、脊背痛、半身麻木、颜面神经麻痹。

【名家临证要点】

桂枝加葛根汤主治太阳中风兼经输不利。临床应用应抓住“汗出恶风”之桂枝汤证及“项背强几几”之葛根药证。其中“项背强几几”是指从后头部至后腰部的肌肉拘急疼痛感，有时范围可达到腰部。同时多伴有头痛、头昏、眩晕等。患者描述不一，如有主诉头项强痛者，有主诉肩颈部酸痛者，有主诉腰背酸痛者，有主诉头晕、头重、头痛者，有主诉全身困重者。另外，头面部乃至五官的许多病症所出现的头痛、头昏、头晕、耳鸣等不适感，也可以看作是“项背强几几”的延伸。

刘渡舟将此方用于普通感冒、流行性感冒，症见发热，恶风寒，汗出头痛，项背拘急不舒，脉浮数或浮缓，苔薄白。风寒外袭，日久不愈，体弱气虚者，加黄芪。

桂枝加葛根汤临床应用广泛，包括感冒、颈椎病、落枕、肩周炎等辨证为营卫失和、气血阻滞、筋脉失养者均可应用。还常用于治疗冠心病的胸背疼痛，以及高血压动脉硬化所引起的后脑部疼痛等证。

桂枝加芍药生姜各一两人参三两新加汤

【组成】桂枝三两（去皮） 芍药四两 甘草二两（炙） 人参三两 大枣十二枚（擘） 生姜四两

【用法】上六味，以水一斗二升，煮取三升，去滓，温服一升。本云桂枝汤，今加芍药生姜人参。

【功效】调和营卫，益气和营。

【方解】

方以桂枝汤调和营卫，有表者可解肌祛风，重用芍药，以增强和营养血之功；加重生姜用量，外则协桂枝有宣通阳气之用，内则和畅中焦，以利气血生化之源；人参味甘微苦，益气生津，以补汗后之虚。诸药合用，可调营卫，益气血，除身痛，扶正祛邪，故有无表邪皆可应用。

【适应证】

发汗后，身疼痛，脉沉迟者，桂枝加芍药生姜各一两人参三两新加汤主之。(62)

【名家拓展应用】

江西医家胡同斌用此方加减治疗体虚感冒，效显。素体虚弱，反复感冒数年，寒冷天气尤为频繁，甚或感冒后症状历时月余不除，症见头昏头痛，全身酸痛不适，鼻塞流涕，恶风，舌淡苔薄，脉细缓。治当益气和营，固卫祛邪。另还用此方治疗产后身痛、糖尿病周围神经病变，收到较为满意的效果。

【名家临证要点】

身疼痛，为太阳病之常见症状，一般经发汗后，病随汗解，则身随之而愈。而本证身痛，汗后不解，则非表证，乃发汗太过，损伤营气，筋脉失养所致，以脉迟等为辨。大论曾云："脉浮紧者，法当身疼痛，宜以汗解之。假令尺中迟者，不可发汗，何以知然？以营气不足，血少故也。"故其治在桂枝汤调和营卫基础上，加重芍药剂量以养营血，加人参以补卫虚。妙在加重生姜一味，乃借其辛散之力而走于外，令全方之益气养血作用达于体表，补而不滞。病机为营气不足；临床表现除"身疼痛、脉沉迟"外，尚伴有倦怠、气短、舌淡等。凡发汗后，或妇人产后、流产后或行经后，营血不足而身疼痛，脉沉迟无力者，不论有无表证，皆可使用本方。

桂枝二越婢一汤

【组成】 桂枝（去皮） 芍药 麻黄 甘草（炙）各十八铢 大枣四枚

（擘）　生姜一两二铢（切）　石膏二十四铢（碎，绵裹）

【用法】上七味，以水五升，煮麻黄一二沸，去上沫，内诸药，煮取二升，去滓，温服一升。本云：当裁为越婢汤、桂枝汤，合之饮一升；今合为一方，桂枝汤二分、越婢汤一分。

【功效】微发其汗，兼清郁热。

【方解】

桂枝二越婢一汤为桂枝汤与越婢汤之合方。取桂枝汤原方剂量的1/4，越婢汤原方剂量的1/8，两方之比为2∶1。桂枝汤外散表寒；越婢汤为辛凉之剂，发越郁热。二者合方，量小而力轻，属于小汗范围。

【适应证】

太阳病，发热恶寒，热多寒少，脉微弱者，此无阳也，不可发汗，宜桂枝二越婢一汤。（27）

【名家拓展应用】

日本医家森由雄应用桂枝二越婢一汤治疗伴有口渴症状的感冒，症见发热，口渴，足冷，头痛，轻度恶寒，汗出，舌质淡红，舌苔薄白，脉浮数，收效良好。藤平健先生在《汉方临床笔记》中指出：桂枝麻黄各半汤、桂枝二麻黄一汤、桂枝二越婢一汤，皆可治疗病程在一周左右的感冒，而且三方的使用频率很高。三方的共同点是：皆可治疗轻度头痛，恶风或恶寒，汗出或微微汗出，脉浮或咳嗽等症。假若咳嗽较重，选用桂枝麻黄各半汤，汗出较多用桂枝二麻黄一汤，口渴症状明显则用桂枝二越婢一汤。

【名家临证要点】

聂惠民用本方治疗普通感冒、流感、上呼吸道感染。症见发热恶寒，热多寒少，头痛无汗，脉浮略数，苔薄白中间淡黄。若咽痛者，加茅根、芦根、桔梗、金银花；若咳嗽，有痰者，加桔梗、贝母、杏仁。

桂枝麻黄各半汤

【组成】桂枝一两十六铢（去皮） 芍药 生姜（切） 甘草（炙） 麻黄各一两（去节） 大枣四枚（擘） 杏仁二十四枚（汤浸，去皮尖及两仁者）

【用法】上七味，以水五升，先煮麻黄一二沸，去上沫，内诸药，煮取一升八合，去滓，温服六合。本云：桂枝汤三合，麻黄汤三合，并为六合，顿服，将息如上法。（臣亿等谨按：桂枝汤方，桂枝、芍药、生姜各三两，甘草二两，大枣十二枚。麻黄汤方，麻黄三两，桂枝二两，甘草一两，杏仁七十个。今以算法约之，二汤各取三分之一，即得桂枝一两十六铢，芍药、生姜、甘草各一两，大枣四枚，杏仁二十三个零三分枚之一，收之得二十四个，合方，详此方乃三分之一，非各半也，宜云合半汤。）

【功效】辛温轻剂，小发其汗。

【方解】

桂枝麻黄各半汤为桂枝汤和麻黄汤各取 1/3 量，按照 1∶1 比例合方，或将两方各三合煎液合并而成。两方为小剂组合，旨在使桂枝汤调和营卫而不留邪，麻黄汤解表发汗而不伤正。刚柔相济，剂量虽小，正所以发散邪气，扶助正气，属于发汗轻剂。

【适应证】

太阳病，得之八九日，如疟状，发热恶寒，热多寒少，其人不呕，清便欲自可，一日二三度发。脉微缓者，为欲愈也；脉微而恶寒者，此阴阳俱虚，不可更发汗更下更吐也；面色反有热色者，未欲解也，以其不能得小汗出，身必痒，宜桂枝麻黄各半汤。(23)

【名家拓展应用】

广西宣伟军应用桂枝麻黄各半汤治疗过敏性鼻炎，晨起鼻痒，流清涕，喷嚏，连作近半年。时伴鼻塞，嗅觉减退，时恶寒，自汗，面色苍白，舌质淡、苔薄白，脉缓。拟桂枝麻黄各半汤加味治疗。此类过敏性鼻炎患者，是因素体肺气不足，在表之卫外之气较弱，故易感风寒而诱发鼻炎，且鼻炎与感冒往往互为因果，所以该方可发挥桂枝汤之护卫气，麻黄汤之祛风寒的双重作用，故能治愈风寒之邪入侵所致的过敏性鼻炎。

【名家临证要点】

桂枝麻黄各半汤主要用于治疗太阳病迁延日久，正气略虚，表邪未解，见面赤身痒，邪郁于表，欲汗出不得者，可用本方因势利导。此外，疟疾热多寒少，肢体惰痛，有桂枝麻黄汤证者，或风疹、荨麻疹以营卫不和、风寒束表为病机者，都可用本方。临床以寒热如疟，身痒为辨证要点，外邪不解、表闭邪轻为其病机。

桂枝二麻黄一汤

【组成】桂枝一两十七铢（去皮）　芍药一两六铢　麻黄十六铢（去节）　生姜一两六铢（切）　杏仁十六个（去皮尖）　甘草一两二铢（炙）　大枣五枚（擘）

【用法】上七味，以水五升，先煮麻黄一二沸，去上沫，内诸药，煮取二升，去滓，温服一升，日再服。本云：桂枝汤二分、麻黄汤一分，合为二升，分再服。今合为一方，将息如前法。（臣亿等谨按：桂枝汤方，桂枝、芍药、生姜各三两，甘草二两，大枣十二枚。麻黄汤方，麻黄三两，桂枝二两，甘草一两，杏仁七十个。今以算法约之，桂枝汤取十二分之五，即得桂枝、芍药、生姜各一两六铢，甘草二十铢，大枣五枚；麻黄汤取九分之二，即得麻黄十六铢，桂枝十铢三分铢之二，收之得十一铢，甘草五铢三分铢之一，收之得六铢，杏仁十五个九分枚之四，收之得十六个。二汤所取相合，即共得桂枝一两十七铢，麻黄十六铢，生姜、芍药各一两六铢，甘草一两二铢，大枣五枚，杏仁十六个，合方。）

【功效】 辛温轻剂，微发其汗。

【方解】

桂枝二麻黄一汤为桂枝汤与麻黄汤按 2∶1 比例组方。桂枝汤取原剂量的 5/12，麻黄汤取原剂量的 2/9。由于桂枝汤量较桂枝麻黄各半汤的比例增加，麻黄汤量用之减少，故其发汗力量更小，可称微发其汗。

【适应证】

服桂枝汤，大汗出，脉洪大者，与桂枝汤，如前法。若形似疟，一日再发者，汗出必解，宜桂枝二麻黄一汤。（25）

【名家拓展应用】

俞长荣应用桂枝二麻黄一汤治疗感冒，症见恶寒颤粟，发热，热后汗出身凉，伴见头痛，肢楚，腰痛，咳嗽痰少，食欲不振，二便自调，脉浮紧，舌苔白厚而滑。与桂枝二麻黄一汤，辛温解表，效果良好。

【名家临证要点】

桂枝二麻黄一汤与桂枝麻黄各半汤药味无异，主治略同，惟剂量更轻。故该汤发汗力更微，所主治之证亦轻。无论伤寒或中风，只要是表邪稽留日久不解，而且证情较轻，寒热如疟，身痒者，都可以用本方治疗。临床上这类病证多见于年幼或年老，以及久病体弱的患者。其服药时间，最好在寒热发作前 1~2 小时疗效为著。

甘草干姜汤

【组成】 甘草四两（炙）　干姜二两

【用法】 上二味，以水三升，煮取一升五合，去滓，分温再服。

【功效】温中复阳。

【方解】

方中甘草补中益气，干姜温中复阳，二药同用，辛甘化阳，使中阳得复，则厥愈足温。炙甘草用量为干姜一倍，意在避免过用干姜升散太过而加重原有之津液不足。

【适应证】

伤寒脉浮，自汗出，小便数，心烦，微恶寒，脚挛急，反与桂枝，欲攻其表，此误也。得之便厥，咽中干，烦躁吐逆者，作甘草干姜汤与之，以复其阳。若厥愈足温者，更作芍药甘草汤与之，其脚即伸；若胃气不和谵语者，少与调胃承气汤；若重发汗，复加烧针者，四逆汤主之。(29)

【名家拓展应用】

1. 急性支气管炎：症见咳嗽，畏寒，遇冷咳甚，咯吐白沫痰，口不渴。舌淡，苔薄白，脉沉紧。

2. 慢性阻塞性肺疾病：咳喘日久不愈，反复发作，咳吐涎沫，其质清稀而量多，畏寒，小便数，或遗尿，神疲乏力，短气不足以息。舌淡，苔薄白，脉虚弱。

3. 肺间质纤维化：症见干咳，遇风或遇寒加重，畏寒背冷，动则气促。舌淡苔白，脉弱。

【名家临证要点】

甘草干姜汤是治疗慢性阻塞性肺疾病的常用方剂，因其药味较少，目前多在本方的基础上，根据辨证加味应用。如咳痰量多，清稀或咯吐白沫痰，畏寒背冷，可合用二陈汤；若在咳嗽咳痰的同时伴有汗出恶风，平素易于感冒，则可加用桂枝汤、玉屏风散。

甘草干姜汤的病机以脾阳虚寒为主，证候特点以脉迟、舌淡苔白、不渴为特征。临床多用于成人遗尿、肺寒咳嗽、寒性胃脘痛、顽固性口中多涎唾、眩晕、胞宫虚寒、冲任不固之阴道出血，胃中虚冷所致之泛酸、肺炎重症等。

桂枝加大黄汤

【组成】 桂枝三两（去皮） 芍药六两 大黄二两 甘草二两（炙） 大枣十二枚（擘） 生姜三两（切）

【用法】 上六味，以水七升，煮取三升，去滓，温服一升，日三服。

【功效】 和络止痛，兼通实滞。

【方解】

本方由桂枝加芍药汤再加大黄组成。方中桂枝、生姜辛散通络，甘草、大枣健脾益气。四药相伍又有辛甘化阳之意。重用芍药一以与甘草相配缓急止痛，一以增其活血散结之功。再加大黄一以增强其活血化瘀、通经活络之功；一以导滞通便，去其阻滞气机之源。诸药合用，和络止痛之功强于桂枝加芍药汤，且可通泄实滞。

【适应证】

本太阳病，医反下之，因而腹满时痛者，属太阴也，桂枝加芍药汤主之；大实痛者，桂枝加大黄汤主之。(279)

【名家拓展应用】

顾文忠应用此方治疗外感病属太阳阳明合并者。症见：畏寒、微汗、头痛、身痛、鼻流清涕、喷嚏，口舌微干，腹部胀痛较剧、揉按痛甚，大便3日不解，舌质淡红，苔白少津，脉浮缓。

曹颖甫用此方治疗感冒太阳阳明同病者，由于暴感风寒，大便不行，头顶痛，脉浮缓，身常有汗。

【名家临证要点】

本方主治太阳病误下，邪陷太阴腹大实痛者，其临床应用与桂枝加芍药汤相似，现多用于治疗胃肠炎、胃痛等属太阴证者。本方与桂枝加芍药汤治疗的病机相似，惟轻重有别。桂枝加芍药汤用于腹满时痛，病情较轻；本方则用于腹大实痛，病情较重。实验研究表明本方可以“延缓慢性肾衰”，故可用作慢性肾衰的基础方剂。

葛根汤

【组成】葛根四两 麻黄三两（去节） 桂枝二两（去皮） 芍药二两 甘草二两（炙） 生姜三两 大枣十二枚（擘）

【用法】上七味，以水一斗，先煮麻黄、葛根，减二升，去白沫，内诸药，煮取三升，去滓，温服一升，覆取微似汗，不须啜粥，余如桂枝汤法将息及禁忌。诸汤皆仿此。

【功效】发汗解表，生津舒经。

【方解】

葛根汤具有发汗解肌，疏通太阳经脉的作用。方中葛根味甘气凉，能起阴气而生津液，滋筋脉而舒其牵引，故以为君。麻黄和生姜可以开玄府腠理之闭塞，祛风而去汗，故以为臣。寒热俱轻，故少佐桂芍同甘枣以和里。葛根汤的轻重介于麻黄汤和桂枝汤之间，为调和表里之剂。葛根汤与麻黄汤专于攻表不同，葛根与桂枝同为解肌和里之药，故有汗无汗，下利不下利皆可用。

【适应证】

1. 太阳病，项背强几几，无汗恶风，葛根汤主之。（31）

2. 太阳与阳明合病，必自下利，葛根汤主之。（32）

3. 太阳病，无汗而小便反少，气上冲胸，口噤不得语，欲作刚痉，葛根汤主之。（《金匮要略》第二，12）

【名家拓展应用】

何任治疗风寒表证症见项背强、无汗、恶风者效果良好。

邵继棠应用此方加味治疗风寒郁闭型喘咳。患者形体肥胖，颜面潮红，畏风怕冷，周身骨节疼痛，头痛晕胀，咳嗽多痰，胸闷气闭，咯痰色黄难出。脉象浮紧，舌苔薄黄。

【名家临证要点】

葛根汤的病因病机，为风寒外闭、玄府不通，太阳经脉受邪，经输不利。以无汗、恶风寒、项背强几几为辨证要点。本方临床常用于治疗痉病一类的初期证候、慢性支气管炎、肺炎初起、肩凝证、风湿痹痛、产后受风腰痛，以及中耳炎、副鼻窦炎、三叉神经痛、面神经麻痹、落枕、坐骨神经痛等。

葛根加半夏汤

【组成】葛根四两　麻黄三两（去节）　甘草二两（炙）　芍药二两　桂枝二两（去皮）　生姜二两（切）　半夏半升（洗）　大枣十二枚（擘）

【用法】上八味，以水一斗，先煮葛根、麻黄，减二升，去白沫，内诸药，煮取三升，去滓，温服一升，覆取微似汗。

【功效】发汗解表，降逆止呕。

【方解】

本方由葛根汤加半夏组成。方中葛根为主药，生津液，舒筋脉；桂枝汤解肌发表，调和营卫；加麻黄增强发汗解表之力；半夏降逆止呕。葛根汤证兼有呕吐者，乃外邪不解，内迫阳明，上逆于胃所致。与下利之证虽殊，但均为太阳阳明合病而病偏于太阳之表，故仍用葛根汤解表，加半夏以降逆止呕。

【适应证】

太阳与阳明合病，不下利，但呕者，葛根加半夏汤主之。(33)

【名家拓展应用】

临床多将葛根加半夏汤用于急性胃肠炎、胃肠型感冒，外见风寒表实，内有吐利者。

【名家临证要点】

胡希恕用本方治疗肠胃型风寒感冒效佳，症见头痛头晕，身疼腰痛，恶心呕吐，恶寒，并素有腹痛大便溏泻，脉浮数，苔白。证属太阳阳明合病，为葛根加半夏汤适应证，不论有无下利，皆可使用。

麻黄汤

【组成】麻黄三两（去节）　桂枝二两（去皮）　甘草一两（炙）　杏仁七十个（去皮尖）

【用法】上四味，以水九升，先煮麻黄减二升，去上沫，内诸药，煮取二升半，去滓，温服八合，覆取微似汗，不须啜粥，余如桂枝法将息。

【功效】辛温发汗，宣肺平喘。

【方解】

本方以四味药成方，而配伍严谨，效速功卓。君麻黄者，以其辛温发汗，解散风寒之力胜也，更有宣肺平喘之功，故为主病之药。桂枝辛温，为解肌祛风之要药，能协同麻黄增强发汗解表之力，是为臣药。杏仁宣肺平喘，协同麻黄，功力显著，故为佐药。炙甘草益中焦，意在顾护汗源，更能调和诸药，故为使。诸药相合，可奏发汗解表，宣肺平喘之功。

【适应证】

1. 太阳病，头痛，发热，身疼，腰痛，骨节疼痛，恶风，无汗而喘

者，麻黄汤主之。(35)

2. 太阳与阳明合病，喘而胸满者，不可下，宜麻黄汤。(36)

3. 太阳病，十日以去，脉浮细而嗜卧者，外已解也，设胸满胁痛者，与小柴胡汤；脉但浮者，与麻黄汤。(37)

4. 太阳病，脉浮紧，无汗发热，身疼痛，八九日不解，表证仍在，此当发其汗。服药已微除，其人发烦目瞑，剧者必衄，衄乃解。所以然者，阳气重故也。麻黄汤主之。(46)

5. 脉浮者，病在表，可发汗，宜麻黄汤。(51)

6. 脉浮而数者，可发汗，宜麻黄汤。(52)

7. 伤寒脉浮紧，不发汗，因致衄者，麻黄汤主之。(55)

8. 脉但浮，无余证者，与麻黄汤。若不尿，腹满加哕者，不治。(232)

9. 阳明病，脉浮，无汗而喘者，发汗则愈，宜麻黄汤。(235)

【名家拓展应用】

1. 感冒、流行性感冒症见发热，恶风寒，头痛身疼，腰痛，骨节疼痛，无汗，舌淡，苔白，脉浮紧。

2. 急性支气管炎、慢性支气管炎急性发作症见咳嗽，气喘，胸满或闷，痰色白而质稀，或流清鼻涕，恶寒，无汗，舌苔薄白，脉紧或浮紧。

3. 支气管哮喘症见喘息喉鸣，胸满或闷，痰色白而质稀，口不渴，恶寒，无汗，舌苔薄白。

【名家临证要点】

临床应用以恶寒发热，无汗而喘，脉浮紧为辨证要点。麻黄汤为太阳表实证而设，其病机是因风寒束表，卫阳被遏，营阴郁滞，简称“卫闭营凝”。临床证候归纳起来有三组：寒热、疼痛与无汗而喘。本方麻黄得桂枝，一发卫分之郁，一透营卫之邪。共奏发汗解表，宣通肺卫，畅达营阴之功，务使寒邪从汗而出。

刘渡舟指出使用麻黄汤时，应注意以下两点：一是麻黄的剂量应大于桂枝、甘草，否则将起不到发汗解表的作用，这是因为桂枝、甘草有监制麻黄发汗的作用，若麻黄量小，桂、甘量大，则失去其发汗解表之意义；二是应先煎麻黄，去上沫，以免使人服后发生心烦。

麻黄杏仁甘草石膏汤

【组成】麻黄四两（去节）　杏仁五十个（去皮尖）　甘草二两（炙）　石膏半斤（碎，绵裹）

【用法】上四味，以水七升，煮麻黄减二升，去上沫，内诸药，煮取二升，去滓，温服一升。

【功效】清热宣肺，降气平喘。

【方解】

本方为治疗肺热咳喘之主方，方中麻黄宣肺定喘，石膏直清里热，麻黄配石膏，清宣肺中郁热而定喘。杏仁宣肺降气而治咳喘，协同麻黄更增平喘之效。甘草和中缓急，调和诸约。四药相伍，宣肺清热、降逆平喘。

【主治】

1. 发汗后，不可更行桂枝汤，汗出而喘，无大热者，可与麻黄杏仁甘草石膏汤。（63）

2. 下后，不可更行桂枝汤；若汗出而喘，无大热者，可与麻黄杏子甘草石膏汤。（162）

【名家拓展应用】

1. 急性支气管炎表现为咳嗽，咯吐黄稠痰，口干，口渴。或伴有发热。舌质红，苔黄，脉滑或数。

2. 支气管哮喘喘息喉鸣，胸闷憋气，咳嗽，咯白沫痰或少量黄痰，口干，口渴。舌质红，苔黄，脉滑或数。

3. 慢性支气管炎急性发作咳嗽，或伴有喘息，胸闷憋气，咯吐黄稠痰，口干，口渴。或伴有发热。舌质红，苔黄，脉滑或数。

4. 支气管扩张咳嗽，或伴有喘息，咯吐大量黄稠痰，或痰中带血，口干，口渴。或伴有发热。舌质红，苔黄，脉滑或数。

【名家临证要点】

临床上，凡肺热气壅之证，皆可放胆使用本方，不可拘其喘息之一证。

刘渡舟认为，麻黄为治喘之良药，寒热咸宜。与干姜、细辛、五味子相配则治寒喘；与石膏、桑白皮配伍则治热喘；与杏仁、苡米相配则治湿喘。除心、肾之虚喘必须禁用外，余则无往而不利。

崔玉衡治热哮必配石膏，以制麻黄燥热之性，二者用量之比是1∶3至1∶5。主治支气管哮喘，证属热哮。症见：呼吸急促，胸膈满闷，痰黄黏稠，口渴喜饮，舌红，苔黄，脉浮数。组成：炙麻黄6g，炒杏仁13g，生石膏30g，桑白皮15g，地龙13g，黄芩15g，鱼腥草30g，射干12g，徐长卿15g，僵蚕13g，蝉蜕9g，甘草6g。

任应秋用加味麻杏甘石汤（麻黄、杏仁、石膏、甘草、桑皮、知母、胆南星）治邪热迫肺，或风寒外束，肺热内郁之咳喘，症见咳嗽，痰黄稠黏，发热、畏风、口干，脉浮数或滑数，舌苔黄厚。任老于清热宣肺之方，复加桑白皮、知母以清降，胆南星以祛痰。

颜德馨临床见呛咳、喘息、咯痰不畅、咽痒等症，辄投之以麻杏石甘汤加葶苈子，每多应手而效，痰多者加半夏、橘红以加强化痰之力。谓：葶苈子辛苦大寒，入肺经，功能祛痰平喘、下气行水，凡需宣肃肺气，即可投之，不必见痰壅热盛而可先发制人。亦可酌情加入枇杷叶、苏子、旋覆花、降香等药以加强肃肺之力。

小青龙汤

【**组成**】麻黄（去节）　芍药　细辛　干姜　甘草（炙）　桂枝（去皮）各三两　五味子半升　半夏半升（洗）

【**用法**】上八味，以水一斗，先煮麻黄减二升，去上沫，内诸药，煮取三升，去滓，温服一升。若渴，去半夏，加瓜蒌根三两；若微利，去麻黄，加荛花，如一鸡子，熬令赤色；若噎者，去麻黄，加附子一枚，炮；若小便不利、少腹满者，去麻黄，加茯苓四两；若喘，去麻黄，加杏仁半升，去皮尖。且荛花不治利。麻黄主喘，今此语反之，疑非仲景意。（臣亿等谨按：小青龙汤，大要治水。又按《本草》，荛花下十二水。若水去，利则止也。又按《千金》，形肿者，应内麻黄。乃内杏仁者，以麻黄发其阳故也。以此证之，岂非仲景意也。）

【**功效**】辛温解表，温化水饮。

【**方解**】

本方由麻黄汤、桂枝汤合方去杏仁、生姜，加干姜、细辛、半夏、五味子而成。方中麻黄发汗、平喘、利水；桂枝通阳散寒；干姜、细辛散寒温肺，化痰涤饮；芍药养血和营；五味子敛肺止咳；半夏降逆止呕，燥湿祛痰；炙甘草调和诸药。诸药合用，成解表蠲饮，表里双解之剂。

【**适应证**】

1. 伤寒表不解，心下有水气，干呕发热而咳，或渴，或利，或噎，或小便不利，少腹满，或喘者，小青龙汤主之。(40)

2. 伤寒心下有水气，咳而微喘，发热不渴；服汤已，渴者，此寒去欲解也。小青龙汤主之。（《金匮要略》，41）

3. 病溢饮者，当发其汗，大青龙汤主之；小青龙汤亦主之。(《金匮要略》第十二，23)

4. 咳逆倚息不得卧，小青龙汤主之。(《金匮要略》第十二，35)

5. 妇人吐涎沫，医反下之，心下即痞，当先治其吐涎沫，小青龙汤主之；涎沫止，乃治痞，泻心汤主之。(《金匮要略》第二十二，7)

【名家拓展应用】

1. 治疗急性支气管炎发热，恶风寒，无汗，咳嗽或气喘，或口渴，咯白痰。舌淡，苔白而滑，脉浮紧或弦紧。

2. 慢性支气管炎急性发作咳嗽或喘息，甚则不能平卧，咯白沫痰，或清稀痰，无汗，畏寒背冷，或兼有恶寒、发热。舌淡，苔薄白，脉浮紧。

3. 支气管哮喘咳嗽，喘息，喉鸣，咯白沫痰，畏寒，遇寒则咳喘加重。可兼有鼻痒，喷嚏，流清涕。舌质淡，苔薄白，脉浮紧。

4. 咳嗽变异型哮喘咳嗽阵作，多发于晨间、睡前、或夜间，遇风或遇寒发作或加重，可见有鼻痒，喷嚏，流清涕。舌质淡，苔薄白，脉浮紧。

5. 慢性肺源性心脏病咳嗽喘息，甚则不能平卧，咯白沫痰，或清稀痰，无汗，畏寒背冷，心悸，双下肢水肿，甚则全身悉肿，或兼有恶寒、发热，面色晦暗，口唇紫绀。舌暗淡，或有斑痕，苔薄白，脉浮紧。

6. 过敏性鼻炎症见喷嚏，流清涕，鼻塞，恶风寒，或遇风发作或遇风加重。舌淡苔白，脉浮紧。

【名家临证要点】

本证为外寒内饮相搏于肺而发，临床上，若肺寒偏重，则姜、辛用量大于五味子；如久咳肺虚，又当酌情加重五味子用量。本方重在温化寒饮，不论有无表证，但见咳嗽气喘，痰稀而冷，舌苔水滑，脉象浮弦或弦紧者，皆可考虑使用。

刘渡舟指出，临床运用本方要抓住几个关键环节：

1. 辨气色：寒饮为阴邪，易伤阳气，胸中阳气不温，使荣卫行涩，不能上华于面，患者可见面色黧黑，称为“水色”；或见两目周围有黑圈环绕，称为“水环”；或见头额、鼻柱、两颊、下巴的皮里肉外之处出现黑斑，称为“水斑”。

2. 辨咳喘：或咳重而喘轻，或喘重而咳轻，或咳喘并重，甚则倚息不能平卧，每至夜晚加重。

3. 辨痰涎：肺寒津冷，阳虚津凝，成痰为饮，其痰涎色白质稀，或形如泡沫，落地为水，或吐痰为蛋清状，触舌觉冷。

4. 辨舌象：肺寒气冷，水饮凝滞不化，故舌苔多见水滑，舌质一般变化不大，但若阳气受损时，则可见舌质淡嫩，舌体胖大。

5. 辨脉象：寒饮之邪，其脉多见弦象，因弦主饮病；如果是表寒里饮，则脉多为浮弦或见浮紧；若病久入深，寒饮内伏，其脉则多见沉。

6. 辨兼证：水饮内停，往往随气机运行而变动不居，出现许多兼证，如水寒阻气，则兼噎；水寒犯胃，则兼呕；水寒滞下，则兼小便不利；水寒流溢四肢，则兼肿；若外寒不解，太阳气郁，则兼发热、头痛等症。

以上六个辨证环节，是正确使用小青龙汤的客观标准，但六个环节不必悉具，符合其中一两个主证者，即可使用小青龙汤。

然而，本方毕竟发散力大，能上耗肺气，下拔肾根，虚人误服，可致手足厥冷，气从少腹上冲胸咽，其面翕热如醉状等副作用。因此，临床应用小青龙汤时应注意以下四点：

①注意干姜、五味子的用量比例。若治新喘，宜注意温散，干姜必重用；若治久喘，宜注意收敛肺气，五味子须重用。②方中麻黄配桂枝，升散之峻也。若喘甚，去麻黄加杏仁，谨防与细辛协和而辛散太过，且加杏

仁降逆平喘。故后世叶天士治喘麻黄、细辛很少同用。③老弱及婴幼之体，尤其是患有心肾疾病者，应慎用本方，以防伤阴动阳之弊。④小青龙汤不可长期连用，久服伤阴动阳则生他变，故治咳喘时，当以小青龙汤救其急，苓桂之剂善其后（苓桂术甘汤、苓桂味甘汤、苓桂杏甘汤、六君子汤、二陈汤等）。

胡希恕认为本方所治饮为寒饮，多见口舌不甚干渴，渴者多由于服麻黄汤类发汗剂之后，激动“里饮”而见变证。若口舌干燥为温热伤津所致，则细辛、干姜、半夏等药过于温燥，一定慎用。临床上老年人痰喘，咯吐白色泡沫痰，用小青龙汤机会较多，若兼烦躁，可加石膏。

裴永清用本方治疗咳喘，包括西医的慢性支气管炎、支气管哮喘等病，其应用之根据在于舌淡嫩，苔白滑，痰清稀易出。咳喘消失后，要更以二陈汤或苓桂术甘汤加厚朴、杏仁、半夏、陈皮等以治其本。对痰清稀而多者，每于小青龙汤中加入二陈汤，收效甚好。方中细辛的用量，一般成人用为6g，小儿2g。

陈树森治疗慢支、肺气肿咳嗽比平时加重，咳痰稀白量多，甚者喘息不能平卧，恶寒发热，舌苔白腻，脉弦紧。治宜散寒化痰，宣肺降气，镇咳平喘。小青龙汤加减方，组成：炙麻黄 9g，桂枝 9g，白芍 10g，杏仁 10g，细辛 5g，制半夏 10g，甘草 6g，干姜 5g，五味子 6g，蔓荆子 15g，橘红 9g。如咳喘剧烈，不能平卧者加射干、款冬花，甚者加天仙子 0. 1g（冲服），每日 3 次。

徐仲才治疗哮喘（寒喘）和慢性支气管炎气喘严重者重用生麻黄（9~15g），随病情减轻减少用量或改用炙麻黄。汗多者去桂枝，重用白芍敛汗。若有外感新邪时应先用干姜散寒温肺蠲饮，待外邪去后，再用五味子敛肺气止咳。因此类患者往往肾阳不足，故常加熟附片以温肾扶阳，增强机体抗病能力。发作期以攻邪治标为主，缓解期以扶正固本为主，常用党参、白术益气健脾，熟附片、仙灵脾、补骨脂等温肾纳气。

王文鼎对本方应用亦多心得，小青龙汤用时须据病情注重配伍，方中姜、辛、味三药，一般宜等量用之，注意调节升降开合的适宜。方中麻黄的运用亦有分寸，初病表实用麻黄；次用麻黄绒（麻黄捣烂去粉末留用）；后期喘而汗出用麻黄根，剂量可用30g。初期桂枝、白芍等量为宜，病久渐虚须白芍倍桂枝，仿建中意在收敛。

小青龙汤治风寒外束，寒饮内停，如寒热兼挟，口干思饮，饮不多者加石膏，喘甚加杏仁，咽痛加山豆根。

大青龙汤

【组成】麻黄六两（去节） 桂枝二两（去皮） 甘草二两（炙） 杏仁四十枚（去皮尖） 生姜三两（切） 大枣十枚（擘） 石膏如鸡子大（碎）

【用法】上七味，以水九升，先煮麻黄减二升，去上沫，内诸药，煮取三升，去滓，温服一升，取微似汗，汗出多者，温粉粉之。一服汗者，停后服；若复服，汗多亡阳，遂虚，恶风、烦躁、不得眠也。

【功效】外散风寒，内清郁热。

【方解】

本方由麻黄汤重用麻黄，加石膏、生姜、大枣组成。方中麻黄外散风寒，开闭郁之表；石膏清郁闭之里。麻黄、石膏相配，即相反相成，相互制约，又各行其道，为寒温并用、表里双解之剂。再配以炙甘草、生姜、大枣和中以资汗源，以防发汗太过。

【适应证】

1. 太阳中风，脉浮紧，发热恶寒，身疼痛，不汗出而烦躁者，大青龙

汤主之。(38)

2. 伤寒脉浮缓，身不疼，但重，乍有轻时，无少阴证者，大青龙汤发之。(39)

3. 病溢饮者，当发其汗，大青龙汤主之；小青龙汤亦主之。(《金匮要略》第十二，23)

【名家拓展应用】

1. 流行性感冒症见发热恶寒，头痛身疼，腰痛；感冒、骨节疼痛，不汗出而烦躁，舌淡，苔白，脉浮紧。

2. 肺炎（初期）表现为发热恶寒，咳嗽，身疼痛，不汗出而烦躁，舌淡，苔白，脉浮紧或脉浮数。

3. 支气管哮喘喘息喉鸣，不能平卧，胸闷憋气，痰难咯出，不汗出而烦躁，舌淡，苔白，脉浮紧或脉浮数。

【名家临证要点】

本证为外有风寒，内有郁热之表里俱实证，偏重于表寒。

姜春华大青龙汤加减方治疗咳嗽，症见发热恶寒，无汗烦躁，口干痰浓者。组成：麻黄 9g，桂枝 9g，甘草 6g，杏仁 9g，生姜 6g，大枣 3 枚，石膏 15g，知母 9g。

麻黄细辛附子汤

【组成】 麻黄二两（去节） 附子一枚（炮，去皮，破八片） 细辛二两

【用法】 上三味，以水一斗，先煮麻黄，减二升，去上沫，内诸药，煮取三升，去滓。温服一升，日三服。

【功效】 温经解表。

【方解】

方中麻黄辛温，发汗解表为君药。附子辛热，温肾助阳，为臣药。麻

黄行表以开泄皮毛，逐邪于外；附子温里以振奋阳气，鼓邪达外。二药配合，相辅相成，为助阳解表的常用组合。细辛归肺、肾二经，芳香气浓，性善走窜，通彻表里，既能祛风散寒，助麻黄解表，又可鼓动肾中真阳之气，协附子温里，为佐药。三药并用，补散兼施，使外感风寒之邪得以表散，在里之阳气得以维护，则阳虚外感可愈。

【适应证】

少阴病始得之，反发热，脉沉者，麻黄细辛附子汤主之。(301)

【名家拓展应用】

1. 素体阳虚，外感风寒证：发热，恶寒甚剧，虽厚衣重被，其寒不解，神疲欲寐，脉沉微。

2. 暴哑：突发声音嘶哑，甚至失音不语，或咽喉疼痛，恶寒发热，神疲欲寐，舌淡苔白，脉沉无力。

3. 哮喘：主要用于寒哮证，表现为喷嚏流涕，遇风寒加重，喘息喉鸣，咳嗽，畏寒背冷舌质淡，苔薄白，脉沉。

【名家临证要点】

麻黄附子细辛汤证，俗称"太少两感证"。临床多见于年高者，或年龄不大而阳虚体弱之人，或病后失调，或久病体虚之人，即阳虚感寒之人。审证要点为：面色淡白，舌淡嫩，恶寒身痛而咽喉不红肿痛，口不渴，尿不黄，脉无热象反呈弱而无力等。不过，本方非久服之剂，至多2剂左右，见效即止，又不可不知。

吴银根擅用麻黄细辛附子汤加减方：麻黄10g，附子10g，制半夏10g，细辛5g，白果仁30g，桑白皮30g，紫菀15g，款冬花15g。用于治疗支气管哮喘发作期温阳散寒祛痰饮。哮喘多因胸膈间宿有痰饮，复遭风寒外邪侵袭，内外合邪，搏于气道，阻碍气机，致肺失宣降而发。加减：痰多而黏，加白前、前胡；痰难咯出，加生半夏、生南星，但宜中病即止；喉间痰鸣，加射干；多汗者，合桂枝汤。吴氏还善用治风治肝之药，认为具有抗过敏及解痉作用，如易感冒而诱发者，加防风、柴胡；哮喘气急难平，加蜈蚣、全蝎、蝉蜕等；对偏热而见舌红、口干、口苦、情绪易于激动者，加白芍、当归、地龙；痰黄而黏，难以咯出，便干者，加黄芩、熟大黄等；对于各种气味过敏诱发者，加蒲公英、紫花地丁。哮喘发作每每伴有过敏性鼻炎，可选加苍耳子、辛夷、白芷等通窍利肺之药。

任应秋常用加味麻黄附子细辛汤（麻黄、附子、细辛、干姜、五味子、茯苓）治疗素体阳虚复感寒邪所致咳嗽。症见咳嗽而有腰背疼痛，肢体浮肿，小便短少，手足发冷，舌淡，脉细等症。任老用麻黄附子细辛汤温经散寒，表里兼治，复入茯苓化痰蠲饮以治脾，干姜以温肺，附子以温肾，使肺、脾、肾三脏各有所主，再以五味子配麻黄，一散一敛，一开一合，故能缓和气急咳喘，取效甚捷。

颜德馨常用麻黄附子细辛汤合小青龙汤加减，治疗咳喘，咯白色泡沫痰，背寒冷，如掌大，苔白腻等症。若病情危重，附子、细辛用量可达9g以上，不可拘泥于细辛不过钱之说；另半夏可生用，以加强化饮之力。若表证重者，重用麻、桂；水气重者，重用生姜、细辛、半夏；若痰郁化热，加入石膏；痰多者不可妄用五味子，以免敛邪。

麻黄杏仁薏苡甘草汤

【组成】麻黄（去节）半两（汤泡）甘草一两（炙）薏苡仁半两 杏仁十个（去皮尖，炒）

【用法】上剉麻豆大，每服四钱匕，水盏半，煮八分，去滓温服。有微汗，避风。

【功效】解表祛湿。

【方解】

麻杏苡甘汤是宣肺利湿的方剂，亦是提壶揭盖法的最好阐释。方中麻黄、甘草微发其汗，杏仁、薏苡仁利气祛湿。本方实为麻黄汤以薏苡仁易桂枝，使得全方药性由辛温变为辛凉，故可用于湿热或痰热内蕴之证。

【适应证】

病者，一身尽疼，发热，日晡所剧者，名风湿。此病伤于汗出当风，或久伤取冷所致也。可与麻黄杏仁薏苡甘草汤。（《金匮要略》第二，21）

※【名家拓展应用】

1. 急性支气管炎表现为咳嗽，咯吐黄稠痰，口干，口渴。或伴有发热。舌质红，苔黄，脉滑或数。

2. 支气管哮喘喘息喉鸣，胸闷憋气，咳嗽，咯白黏痰或少量黄痰，口干，口渴。舌质红，苔黄，脉滑或数。

3. 慢性支气管炎急性发作咳嗽，或伴有喘息，胸闷憋气，咯吐黄稠痰，口干，口渴。或伴有发热。舌质红，苔黄，脉滑或数。

4. 支气管扩张咳嗽，或伴有喘息，咯吐大量黄稠痰，或痰中带血，口干，口渴。或伴有发热。舌质红，苔黄，脉滑或数。

【名家临证要点】

本方主治风湿表实证而有化热之势，临床以身疼难以屈伸，日晡发热为特征。本方为麻黄汤去桂枝加薏苡仁而成，以麻黄发汗解表，杏仁宣肺利气，苡仁化湿除痹，甘草甘缓，以制麻黄之辛散。共奏轻清宣化、解表祛湿之功，俾使在表之风湿恰得微汗而解。本方为清化之剂，药轻力缓，适于湿邪在上在表之证。

《金匮要略》原文对于麻杏苡甘汤的主治证及其病因的描述很清晰，即由于“汗出当风”或“久伤取冷”所致的“一身尽疼”“发热”“日晡所剧”，很容易联想到对于肢体经络感受风寒湿邪引起的痹症的治疗，然而当今临床对于此方的应用远不止于此，麻黄配杏仁、薏苡仁，开上源之郁闭，利一身表里之湿邪，因此所治为湿邪为患的多种疾病，如肾病、皮肤病、呼吸系统病等等，临证之时应注意针对各个疾病的不同特点，加用专病专药或合用专病专方，如此才能师古不泥古。

麻黄升麻汤

【组成】 麻黄二两半（去节） 升麻一两一分 当归一两一分 知母十八铢 黄芩十八铢 葳蕤十八铢（一作菖蒲） 芍药六铢 天门冬六铢（去心） 桂枝六铢（去皮） 茯苓六铢 甘草六铢（炙） 石膏六铢（碎、绵裹） 白术六铢 干姜六铢

【用法】 上十四味，以水一斗，先煮麻黄一两沸，去上沫，内诸药，煮取三升，去滓，分温三服，相去如炊三斗米顷令尽，汗出愈。

【功效】 发越郁阳，清上温下。

【方解】

此方集温、清、补、散于一体，共奏发越郁阳、清上温下之功。李时珍言“麻黄乃发散肺经火郁之药”，升麻主解百毒，辟温疾、瘴邪，为治咽喉肿痛的要药，方中用麻黄、升麻、桂枝汗之解其表，以发越其阳气。然则病已阴伤络损，故佐以石膏、黄芩、知母、葳蕤、天冬、当归、芍药等育阴清热，润肺解毒。此与发越郁阳之品似乎性味相反，但对此复杂之病，正可相得益彰。泄利不止，为脾伤气陷，故用小量之白术、干姜、甘草、茯苓等温中健脾祛寒，以补下后之虚。药味虽多，并无杂乱。

【适应证】

伤寒六七日，大下后，寸脉沉而迟，手足厥逆，下部脉不至，喉咽不利，唾脓血，泄利不止者，为难治，麻黄升麻汤主之。(357)

【名家拓展应用】

现代临床主要将麻黄升麻汤应用于口腔溃疡、老年性口腔炎、牙龈炎、上呼吸道感染、咳嗽咽喉疼痛，扁桃体Ⅱ度肿大、慢性支气管炎、自发性气胸、慢性胃炎、慢性肠炎、慢性肠炎合并上呼吸道感染、结核性腹膜炎、休息痢、自主神经功能紊乱及虚劳、痹证、久泻等证。

【名家临证要点】

现代临床主要将麻黄升麻汤应用于口腔溃疡、老年性口腔炎、牙龈炎、上呼吸道感染、咳嗽、咽喉疼痛，扁桃体Ⅱ度肿大、慢性支气管炎、自发性气胸、慢性胃炎、慢性肠炎、慢性肠炎合并上呼吸道感染、结核性腹膜炎、休息痢、自主神经功能紊乱及虚劳、痹证、久泻等证。本方应用时的辨证要点是伤寒表里不解，厥阴病之上热下寒，症状寒热错杂，可见咽喉不利、腹泻等。本方是《伤寒论》中药味最多的一张方剂，计有14味药。药味虽多，但其药物之选择，用量之大小，仍较严谨，值得进一步研究。

李寿山认为此方临床运用，凡具有清阳被郁、虚火妄动，而见上热下寒诸证者，随症加减，常有奇效。

茯苓桂枝白术甘草汤

【组成】茯苓四两　桂枝（去皮）　白术各三两　甘草二两（炙）

【用法】上四味，以水六升，煮取三升，去滓，分温三服，小便则利。

【功效】健脾渗湿，通阳利水。

【方解】

本方重用茯苓为君淡渗利水；臣以桂枝辛温通阳，振奋阳气以消饮邪，与君药相合可温阳化饮；并佐白术健脾燥湿，甘草和中益气，两药相伍又能补土制水。四药合用，使中阳复而气化行，脾运健而饮邪去。

【适应证】

1. 伤寒若吐若下后，心下逆满，气上冲胸，起则头眩，脉沉紧，发汗则动经，身为振振摇者，茯苓桂枝白术甘草汤主之。(67)

2. 心下有痰饮，胸胁支满，目眩，苓桂术甘汤主之。(《金匮要略》第十二，16)

3. 夫短气，有微饮，当从小便去之，苓桂术甘汤主之；肾气丸亦主之。(《金匮要略》第十二，17)

【名家拓展应用】

1. 慢性支气管炎：咳嗽、气喘，痰多而稀白，胸脘痞闷，食纳不香。舌淡，苔白，脉弦滑。

2. 冠心病：临床表现为心悸、气促、胸闷、乏力，劳累或活动后加剧，伴头晕、手足欠温。舌质淡，苔薄白，脉沉数无力。

3. 美尼尔式综合征：眩晕反复发作，发作时头晕目眩，视物旋转，耳鸣，恶心，有时吐出痰涎。其形体肥胖，舌苔白稍腻，脉沉滑，显示痰湿内蕴之象。

【名家临证要点】

苓桂术甘汤为“水气上冲”而设。刘渡舟善用本方治疗属于水气上冲的心脏病（包括冠心病，风湿性心脏病等）。水气上冲之见症甚多，上犯于头则头晕目眩、耳鸣耳聋、视物模糊；逆阻于肺则咳喘（常加厚朴、杏仁、半夏、陈皮治之）；水气凌心则心悸、胸闷气短；痹阻胸阳则胸痛；上扰于咽则喉咽不利，有梅核气感。诸多之情，仲景概称为“气上冲胸”，乃省文也。

苓桂剂作为治疗水气病的主体，须抓住以下两点：一是病变以心脾阳虚为主，治疗以茯苓、桂枝为核心；二是水气为病，涉及范围很广，而与肺、肝、胃、肾、肠等脏腑也有密切的关系；虽然以水气之邪为主，但也能兼挟痰湿、瘀血等。以苓桂术甘汤主治心脾阳虚、水气上冲为核心，衍生出一系列方剂。若水气迫肺——苓桂杏甘汤；若水停胃中——苓桂姜甘汤；若脾气虚弱——苓桂枣甘汤；若肝气上逆——苓桂芥甘汤；若肾不纳气——苓桂味甘汤；若挟痰湿——苓桂杏苡汤；若挟瘀血——苓桂茜红汤；若心神浮越——苓桂龙牡汤。

本方用于临床时，可以随症加减。如痰多脉滑的，可与二陈汤配合使用；如头眩较重的，可加泽泻；若头面有烘热之象的，可加白薇；若血压偏高的，可加红花、茜草、益母草、牛膝；若脉见结代，则减去白术而加五味子；若湿痰作咳，则减去白术而加苡米；若见惊悸不安的，可加龙骨、牡蛎。

任应秋用加味苓桂术甘汤（茯苓12g、桂枝9g、白术9g、甘草6g，清半夏9g、陈皮9g、麻黄6g、杏仁9g）治肺脾两虚、痰湿内盛之喘。多见咳痰色白、量多，痰滑易出，胸闷气短，乏力食少，便稀，苔白腻，脉沉滑等症。任老用此方遵仲景“病痰饮者，当以温药和之”之意，凡属脾肺阳虚，寒饮内留者，可用此温阳涤饮，降气化痰。

颜德馨多用本方治疗老年患者多年饮病，形寒肢冷，咳嗽痰稀，舌紫苔白，脉迟或弦滑者。可加半夏、陈皮燥湿蠲饮，或加麻黄、附子加强温化之力。若肝郁气滞，中虚饮停者，宜配用香附、乌药、沉香、枳壳等理气化饮。若饮邪上逆，喘咳气促者，可与旋覆代赭汤、苏子降气汤或葶苈大枣泻肺汤等以降逆化饮。

五苓散

【组成】猪苓十八铢（去皮）　泽泻一两六铢　白术十八铢　茯苓十八铢　桂枝半两（去皮）

【用法】上五味，捣为散，以白饮和服方寸匕，日三服。多饮暖水，汗出愈。如法将息。

【功效】通阳化气利水。

【方解】

五苓散由猪苓、泽泻、白术、茯苓、桂枝组成。制成散剂，取其发散之义。猪苓、茯苓、泽泻，导水下行，通利小便；白术健脾气，助脾运湿；桂枝辛温，通阳化气以行水，并兼以解表。五味合方，外解表邪，内通水腑，助膀胱气化，使水有出路，对于水湿内停而病证偏表者，可加减使用。本方既可用作散剂，也可作汤剂服用。临床应用时须注意在服药期间，应多饮暖水，以助药力，散水邪而行津液。

【适应证】

1. 若脉浮，小便不利，微热，消渴者，五苓散主之。(71)

2. 发汗已，脉浮数，烦渴者，五苓散主之。(72)

3. 伤寒，汗出而渴者，五苓散主之。(73)

4. 中风发热，六七日不解而烦，有表里证，渴欲饮水，水入则吐者，名曰水逆，五苓散主之。(74)

5. 本以下之，故心下痞，与泻心汤，痞不解，其人渴而口燥烦，小便不利者，五苓散主之。(156)

6. 脉浮，小便不利，微热消渴者，宜利小便，发汗，五苓散主之。(《金匮要略》，第十三，4)

7. 假令瘦人脐下有悸，吐涎沫而癫眩，此水也。五苓散主之。(《金匮要略》，第十，31)

8. 渴欲饮水，水入则吐者，名曰水逆，五苓散主之。(《金匮要略》，第十三，5)

【名家拓展应用】

五苓散临床可广泛应用于哮喘、胃肠型感冒、湿疹、糖尿病、脂肪肝、高脂血症、代谢综合征等慢性疾病。现代人多食寒饮冷，加上高蛋白、高脂肪饮食，易损伤机体阳气和脾胃运化功能，使之不足以温化体内水液，造成机体内水液代谢障碍，致使湿邪驻留体内各处，而引发的各种疾病，均可用五苓散加减治疗。

【名家临证要点】

五苓散临床应用相当广泛，略加化裁，或与其他方剂合用，可以用来治疗多种水湿蕴郁的病证。本方加茵陈，名为“茵陈五苓散”，治疗湿邪内郁而小便不利的黄疸证；本方加寒水石、生石膏、滑石，名为“桂苓甘露饮”，治疗湿邪郁而化热的小便不利，烦热而口渴；本方去桂枝，加人参、肉桂，名为“春泽煎”，治疗年高体弱，正气不足，中气虚衰，心功能不全而小便不利者；本方加苍术、附子，名为“苍附五苓散”，治疗素体阳虚，寒湿内生，症见腰眼发凉，两足发冷，腰腿酸重，小便不利等证；本方合平胃散，名为“胃苓汤”，治疗平素喜食厚味肥甘，久而湿浊内停，而使胃脘胀满，小便不利。本方加川楝、木通、小茴香，是陈修园治疗疝气的经验方，临床证明，凡疝气而见小便不利，舌苔白滑者，用之甚佳。叶天士曾说“通阳不在温而在利小便”，五苓散通阳而利小便，可谓治湿第一方，临床凡治湿邪为病，宜多从五苓散着眼。五苓散以通阳化气、淡渗利水为主。治疗的重点在于水蓄膀胱，而膀胱气化不利。临床辨证以微热、消渴、小便不利或水逆等症为着眼点。

摘自：刘渡舟．经方临证指南［M］．天津：天津科技出版社，1999：42.

大陷胸丸

【组成】大黄半斤　葶苈子半升（熬）　芒硝半升　杏仁半升（去皮尖，熬黑）

【用法】上四味，捣筛二味，纳杏仁、芒硝，合研如脂，和散，取如弹丸一枚，别捣甘遂末一钱匕，白蜜二合，水二升，煮取一升，温顿服之，一宿乃下，如不下，更服，取下为效。禁如药法。

【功效】泻热逐水，破结缓下。

【方解】

大陷胸丸是由大陷胸汤加葶苈子、杏仁、白蜜而成。方中大黄、芒硝泻热破结，甘遂攻逐水饮，治与大陷胸汤同；针对邪结偏上，胸肺之气不利，则取葶苈子、杏仁泻肺行水，通利肺气；本方药物作用虽猛，但取白蜜之甘缓，又小制其剂，使其攻逐之力缓缓而行，既可针对在上的病邪，又不致于过猛伤正，是峻药缓用，以攻为和。本方之煎服法为：将大黄、葶苈子、芒硝、杏仁四味药物研末，制成丸药如弹丸大；取甘遂末、白蜜并以水煮丸药一枚；将煮取药汁连渣一并服下。每日一剂。因本方力缓，服药后并不速下，故方后云："一宿乃下"；若未达泻下效果，可再服一剂，直至见效。

【适应证】

病发于阳而反下之，热入因作结胸；病发于阴而反下之，因作痞也。所以成结胸者，以下之太早故也。结胸者，项亦强，如柔痓（音瘛，通痉）状，下之则和，宜大陷胸丸。(131)

【名家拓展应用】

1. 喘证：阵发性呼吸短促，气急，胸疼胸闷气短，呼之难出，吸之难入，张口难闭，懊侬不安，痛苦难忍，舌淡红苔白腻。

2. 肺梗死：面色萎黄，眼睑下垂，口松，白黏痰液吐之不绝，甚则顺口角外流，喉中痰鸣，气短胸闷，心中懊恼，坐卧不安，两手捶胸，胸腹拒按，疼欲闭气，口唇微绀，食欲不振，四肢无力，舌淡红苔白滑。

【名家临证要点】

根据大陷胸丸逐水破结，峻药缓攻的特点，现代多用此方治疗小儿喘息型支气管炎、绞窄性膈疝、流行性出血热、各类急腹症等疾病，以胸痛、短气、汗出、项部拘紧不柔和等症状为辨证要点。

大陷胸汤

【组成】大黄六两（去皮） 芒硝一升 甘遂一钱匕

【用法】上三味，以水六升，先煮大黄取二升，去滓，内芒硝，煮一两沸，内甘遂末，温服一升，得快利，止后服。

【功效】泻热散结，攻逐水饮。

【方解】

大陷胸汤由大黄、芒硝、甘遂三味药组成。方中甘遂辛苦而寒，是泻水逐饮的峻药，长于泻胸腹积水；大黄、芒硝，泻热散结，与甘遂配合，而成泻热逐水的峻剂。

【适应证】

1. 太阳病，脉浮而动数，浮则为风，数则为热，动则为痛，数则为虚。头痛发热，微盗汗出，而反恶寒者，表未解也。医反下之，动数变迟，膈内剧痛，胃中空虚，客气动膈，短气躁烦，心中懊侬，阳气内陷，心下因硬，则为结胸，大陷胸汤主之。若不结胸，但头汗出，余处无汗，剂颈而还，小便不利，身必发黄。（134）

2. 伤寒六七日，结胸热实，脉沉而紧，心下痛，按之石硬者，大陷胸汤主之。（135）

3. 伤寒十余日，热结在里，复往来寒热者，与大柴胡汤；但结胸，无大热者，此为水结在胸胁也，但头微汗出者，大陷胸汤主之。（136）

4. 太阳病，重发汗而复下之，不大便五六日，舌上燥而渴，日晡所小有潮热。从心下至少腹硬满而痛不可近者，大陷胸汤主之。（137）

【名家拓展应用】

临床用于急性肠梗阻、急性腹膜炎、急性胰腺炎、溃疡病穿孔、急性肾功能衰竭、渗出性胸膜炎、流行性出血热等危急重症见有结胸证者，疗效确切，具有良好的临床应用前景。

【名家临证要点】

大陷胸汤为大结胸证而设。临床辨大结胸证，要抓住以下两点：①脉沉紧有力；②胸腹部位硬满疼痛，按之硬如石。要区分大结胸证与阳明腹实证。大结胸证以从心下至少腹硬满疼痛不可近，伴短气烦躁，心中懊侬，不大便，日晡潮热，舌红苔黄腻，脉沉紧或沉实有力等症为辨证要点。

小陷胸汤

【组成】黄连一两　半夏半升（洗）　瓜蒌实大者一枚

【用法】上三味，以水六升，先煮瓜蒌，取三升，去滓，内诸药，煮取二升，去滓，分温三服。

【功效】清热涤痰开结。

【方解】

小陷胸汤由黄连、半夏、瓜蒌三味药组成。黄连苦寒，清泄心下之热结；半夏辛温，化痰涤饮，消痞散结；瓜蒌实甘寒滑润，既能助黄连清热泻火，又能助半夏化痰开结，同时还有润便导下的作用。三药合用，使本方具有辛开苦降，清热涤痰开结的功效。方中黄连味苦能泄，半夏辛散主降气，瓜蒌实润肠通便，共同形成痰热下趋之势。

【适应证】

小结胸病，正在心下，按之则痛，脉浮滑者，小陷胸汤主之。(138)

【名家拓展应用】

1. 慢性支气管炎急性发作：咳嗽喘息，夜不得卧，多黄痰，心下痞

闷，大便难，舌白腻，中间黄，脉滑数，

2. 支气管扩张：咳嗽，痰黄稠量多，胸痛，属痰热壅滞证者。

【名家临证要点】

根据小陷胸汤清热、涤痰、开结的功用，以心下不适，按压时有疼痛感，呕恶，吐黄痰，脉浮滑，舌红苔黄厚等为辨证要点。

郭子光擅用此方合《千金》苇茎汤加味，治疗凡属痰热壅滞之气管、肺部感染，包括急、慢性支气管炎，支气管扩张，肺下部感染均取得较满意的疗效。尤其中老年人肺下部感染颇为多见，其表现通常开始为感冒症状，应注意解表宣肺，使肺气开宣，可以大大缩短病程。有的肺下部感染，由于在肺之下部，不少病人没有咳嗽、吐痰等症状，体温、血象也不高，多是混合感染，抗生素往往效果不佳。对于这种情况，只要X线照片等检查诊断为肺下部感染，即可按“结胸”“肺痈”用上述两方加味治疗，可取得疗效。除此之外，将两方加味用于不愿手术，或不愿放疗、化疗，或手术后，或放化疗后的肺癌的治疗。有较好的改善症状、改善体质、抗转移、抗复发、抗突变的疗效，有的达到治愈的效果。

十枣汤

【组成】芫花（熬）　甘遂　大戟

【用法】上三味，等份，各别捣为散。以水一升半，先煮大枣肥者十枚，取八合，去滓，内药末。强人服一钱匕，羸人服半钱，温服之。平旦服。若下少，病不除者，明日更服，加半钱。得快下利后，糜粥自养。

【功效】攻逐水饮。

【方解】

本方为攻逐水饮之峻剂。方中芫花善消胸胁伏饮痰癖，甘遂善逐经隧水湿，大戟善泻脏腑之水，三药合用，泻水之功甚著。大枣培土制水兼缓和药物毒性，使邪去而正不伤。

【适应证】

1. 太阳中风，下利、呕逆，表解者，乃可攻之。其人漐漐汗出，发作有时，头痛、心下痞硬满、引胁下痛、干呕、短气、汗出不恶寒者，此表解里未和也，十枣汤主之。(152)

2. 病悬饮者，十枣汤主之。(《金匮要略》第十二，22)

3. 咳家，其脉弦，为有水，十枣汤主之。(《金匮要略》第十二，32)

4. 夫有支饮家，咳烦，胸中痛者，不卒死，至一百日或一岁，宜十枣汤。(《金匮要略》第十二，33)

【名家拓展应用】

1. 结核性胸膜炎胸胁疼痛，干咳，咳唾引痛，或兼有发热，盗汗。舌质红，苔黄，或苔薄黄，或舌红少苔，脉弦或脉弦数。

2. 胸腔积液由各种炎症所致的胸腔积液。症见胸胁疼痛，干咳，咳唾引痛，或兼有发热，以及其他兼夹症状。舌质红，苔黄，或苔薄黄，脉弦或脉弦数。

【名家临证要点】

本方所治诸证皆为水饮壅盛于里所致。水饮壅盛，随气攻窜，上下冲斥，内外泛溢。治疗本证非一般化饮渗利之品所能胜任，当以峻剂攻逐。方中甘遂善行经隧水湿，大戟善泻脏腑水湿，芫花善消胸胁伏饮痰癖，三药峻烈，各有专攻，合而用之，其逐水饮，除积聚，胀满之功甚著，经隧脏腑胸胁积水皆能攻逐。由于三药皆有毒，易伤正气，故以大枣之甘，益护胃，并能缓和诸药之峻烈及其毒性，使下不伤正。使用注意：①体弱者慎用；②本方可用于各种原因引起的胸水、腹水等证属水饮内结，形气俱实者；③不可久服。注意用量，谨防药物中毒。

朱良春治疗渗出性胸膜炎，常用变体十枣汤（大枣肉10枚，用芫花、甘遂、大戟各3g同枣肉炒焦，独取枣肉煎汤，下《问斋医案》桃花丸9g）芫、遂、戟仅取其气，不用其味，寓攻于补。

白虎汤

【组成】 知母六两　石膏一斤（碎）　甘草二两（炙）　粳米六合

【用法】 上四味，以水一斗，煮米熟，汤成去滓，温服一升，日三服。

【功效】 清热除烦，生津止渴。

【方解】

白虎，西方金神也，应秋而归肺；夏热秋凉，暑暍之气，得秋而止。秋之令曰处暑，是汤以白虎名之，谓能止热也。本方主治阳明气分热盛证，方中石膏辛甘淡寒，能解肌退热，生津止渴，清热除烦，为君药；知母苦寒，能助石膏泻肺胃实热，并能滋阴生津，用为臣药；粳米、甘草益胃护津，可防石膏知母大寒伤中。诸药合用，共奏清热生津，除烦止渴之功。

【适应证】

1. 伤寒脉浮、发热、无汗，其表不解，不可与白虎汤。渴欲饮水，无表证者，白虎加人参汤主之。(170)

2. 伤寒脉浮滑，此以表有热、里有寒，白虎汤主之。(176)

3. 三阳合病，腹满、身重难以转侧、口不仁、面垢（又作枯，一云向经）、谵语、遗尿。发汗，则谵语；下之，则额上生汗、手足逆冷；若自汗出者，白虎汤主之。(219)

4. 伤寒脉滑而厥者，里有热，白虎汤主之。(350)

【名家拓展应用】

1. 流性行感冒表现为身热，汗出而热不退，不恶寒，反恶热，身重，甚则难以转侧，口渴，欲饮水。舌红，苔黄，脉滑数。

2. 各种病原体所致的肺炎，表现为咳嗽，或者咳黄痰，发热，汗出，不恶寒，反恶热，口渴而喜饮。舌红，苔黄，脉滑数。

3. 慢性阻塞性肺疾病合并感染表现为咳嗽，喘息，咯吐黄痰，发热，汗出，不恶寒，反恶热，口渴而喜饮。舌红，苔黄，脉滑数。

【名家临证要点】

白虎汤是主治阳明气分热邪内盛，弥漫全身，充斥内外而设，仲景称为“热结在里，表里俱热”。审证要点为：大热、大汗、大渴、脉洪大等。

本方重用石膏，辛甘淡寒，清透阳明气分热邪。日本古方家吉益东洞认为石膏的主治是烦渴。“凡病烦躁者，身热者，谵语者，及发狂者，齿痛者，头痛者，咽痛者，其有烦渴之证也，得石膏而其效核也”。（《药征》）口舌干燥、舌苔焦为石膏应用之客观指征。

李士懋认为白虎汤四大证中以脉洪大为必备主症，其他三大或有或无，或见其他症状如头昏头痛、心悸惊怵、不寐、胸闷、憋气、咳喘、咯血、烦躁、恶心、衄等，只要有脉洪大，皆与白虎主之。

周兆山认为在采用本方治疗呼吸系统感染性疾病所致的高热时，其石膏的用量宜大，至少用 60g，并先煎 30 分钟。知母可用 15g，且方中之粳米不可缺失；在治疗流行性感冒致高热时，可在原方的基础上加葛根 30g、双花 20g、连翘 15g；治疗由各种病原体所致的肺炎致发热时，可在原方的基础上加杏仁 10g、芦根 30g、黄芩 10g、鱼腥草 60g、双花 30g；治疗慢性阻塞性肺疾病并感染致发热时，可在原方的基础上加杏仁 10g、白茅根 30g、黄芩 10g、鱼腥草 60g、浙贝母 15g、侧柏叶 15g、虎杖 20g。

大承气汤

【组成】大黄四两（酒洗） 厚朴半斤（炙，去皮） 枳实五枚（炙） 芒硝

三合

【用法】上四味，以水一斗，先煮二物，取五升，去滓；内大黄，更煮取二升，去滓；内芒硝，更上微火一两沸，分温再服。得下，余勿服。

【功效】峻下热结。

【方解】

本方为峻下热结之剂，方中大黄苦寒泄热通便，为君药；芒硝能助大黄泻热，又能软坚润燥，为臣药。厚朴、枳实行气散满，消痞破结，可助大黄芒硝药力下行，用为佐使。四药相合，共奏峻下热结之功。

【适应证】

1. 阳明病，脉迟，虽汗出不恶寒者，其身必重，短气，腹满而喘，有潮热者，此外欲解，可攻里也。手足濈然汗出者，此大便已硬也，大承气汤主之；若汗多，微发热恶寒者，外未解也；（一法与桂枝汤）其热不潮，未可与承气汤；若腹大满不通者，可与小承气汤，微和胃气，勿令至大泄下。（208）

2. 阳明病，潮热、大便微硬者，可与大承气汤；不硬者，不可与之。若不大便六七日，恐有燥屎，欲知之法，少与小承气汤，汤入腹中，转矢气者，此有燥屎也，乃可攻之；若不转矢气者，此但初头硬，后必溏，不可攻之，攻之必胀满不能食也。欲饮水者，与水则哕，其后发热者，必大便复硬而少也，以小承气汤和之；不转矢气者，慎不可攻也。（209）

3. 伤寒若吐、若下后不解，不大便五六日，上至十余日，日晡所发潮热，不恶寒，独语如见鬼状；若剧者，发则不识人，循衣摸床，惕而不安（一云循衣妄撮，怵惕不安），微喘直视，脉弦者生，涩者死。微者，但发热谵语者，大承气汤主之。若一服利，则止后服。（212）

4. 阳明病，谵语、有潮热、反不能食者，胃中必有燥屎五六枚也；若能食者，但硬耳。宜大承气汤下之。（215）

5. 汗（汗一作卧）出谵语者，以有燥屎在胃中，此为风也。须下者，过经乃可下之；下之若早，语言必乱，以表虚里实故也。下之愈，宜大承气汤。(217)

6. 二阳并病，太阳证罢，但发潮热，手足漐漐汗出、大便难而谵语者，下之则愈，宜大承气汤。(220)

7. 阳明病，下之，心中懊侬而烦，胃中有燥屎者，可攻。腹微满，初头硬，后必溏，不可攻之。若有燥屎者，宜大承气汤。(238)

8. 病人烦热，汗出则解；又如疟状，日晡所发热者，属阳明也。脉实者，宜下之；脉浮虚者，宜发汗。下之与大承气汤，发汗宜桂枝汤。(240)

9. 大下后，六七日不大便，烦不解，腹满痛者，此有燥屎也。所以然者，本有宿食故也，宜大承气汤。(241)

10. 病人小便不利，大便乍难乍易，时有微热，喘冒（一作息）不能卧者，有燥屎也，宜大承气汤。(242)

11. 得病二三日，脉弱，无太阳柴胡证，烦躁、心下硬；至四五日，虽能食，以小承气汤，少少与，微和之，令小安；至六日，与承气汤一升。若不大便六七日，小便少者，虽不受食，（一云不大便）但初头硬，后必溏，未定成硬，攻之必溏；须小便利，屎定硬，乃可攻之，宜大承气汤。(251)

12. 伤寒六七日，目中不了了，睛不和，无表里证，大便难，身微热者，此为实也。急下之，宜大承气汤。(252)

13. 阳明病，发热、汗多者，急下之，宜大承气汤。方三十七。(253)

14. 发汗不解，腹满痛者，急下之，宜大承气汤。方三十八。(254)

15. 腹满不减，减不足言，当下之，宜大承气汤。方三十九。(255)

16. 阳明少阳合病，必下利。其脉不负者，为顺也；负者，失也。互相克贼，名为负也。脉滑而数者，有宿食也，当下之，宜大承气汤。

（256）

17. 少阴病，得之二三日，口燥咽干者，急下之，宜大承气汤。（320）

18. 少阴病，自利清水，色纯青，心下必痛，口干燥者，可下之，宜大承气汤。（321）

19. 少阴病，六七日，腹胀、不大便者，急下之，宜大承气汤。（322）

20. 痉为病，胸满口噤，卧不着席，脚挛急，必齘齿，可与大承气汤。（《金匮要略》第二，13）

21. 腹满不减，减不足言，当须下之，宜大承气汤。（《金匮要略》第十，13）

22. 问曰：人病有宿食，何以别之？师曰：寸口脉浮而大，按之反涩，尺中亦微而涩，故知有宿食，大承气汤主之。（《金匮要略》第十，21）

23. 脉数而滑者，实也，此有宿食，下之愈，宜大承气汤。（《金匮要略》第十，22）

24. 下利三部脉皆平，按之心下坚者，急下之，宜大承气汤。（《金匮要略》第十七，37）

25. 下利，脉迟而滑者，实也，利未欲止，急下之，宜大承气汤。（《金匮要略》第十七，38）

26. 下利，脉反滑者，当有所去，下乃愈，宜大承气汤。（《金匮要略》第十七，39）

27. 下利已瘥，至其年月日时复发者，以病不尽故也，当下之，宜大承气汤。（《金匮要略》第十七，40）

28. 下利，不欲食者，有宿食也，当下之，宜大承气汤。（《金匮要略》第十，23）

29. 病解能食，七八日更发热者，此为胃实，大承气汤主之。（《金匮要略》第二十一，3）

30. 产后七八日，无太阳证，少腹坚痛，此恶露不尽。不大便，烦躁发热，切脉微实，再倍发热，日晡时烦躁者不食，食则谵语，至夜即愈，宜大承气汤主之。热在里，结在膀胱也。（《金匮要略》第二十一，7）

【名家拓展应用】

1. 各种病原体所致的肺炎、肺脓肿、慢性支气管炎、支气管扩张、肺间质纤维化并感染等疾病，在发病过程中，尤其是在发病的中后期，如见潮热，或日晡所发潮热，腹胀满，大便硬，脉滑数，舌苔黄燥者，可用本方加减治疗。

2. 慢性肺源性心脏病、Ⅱ型呼吸衰竭并感染所出现的手足漐漐汗出，烦躁、谵语、循衣摸床，或昏睡，舌苔黄燥，脉滑数。

【名家临证要点】

胡希恕应用本方治疗肺炎症见潮热汗出，身痛，身重，不恶寒，腹胀满，短气，喘息，大便秘结，腹痛拒按，烦躁口渴，昼夜思睡，甚则神昏谵语，舌苔白厚干燥或黄褐，舌质红，脉沉弦滑数。多见于肺炎 2~3 日后，此为阳明里实热证，老年人更为多见。肺炎呈现本方证，实热已达一定程度，又非此方不能救治。故当遇本方证时千万不能迟疑，要当机立断处方用药，要知不当用而用和当用而不用，均足以误人性命，关键所在须辨清方证。

周兆山治疗慢性肺源性心脏病、Ⅱ型呼吸衰竭并感染时，应用本方常取得满意疗效。慢性肺源性心脏病、Ⅱ型呼吸衰竭并感染时，在咳喘等呼吸道症状的基础上，常可出现以下几组症状：其一，由感染所致的发热，下午或傍晚发热加重；其二，由高碳酸血症所致的汗出（汗出而热不退）；其三，体循环瘀血所致的消化道功能失调而出现的腹胀满、大便秘结不通；其四，由高碳酸血症、低氧血症所致的肺性脑病而出现的烦躁、谵语，或昏睡，独语如见鬼状、不识人、循衣摸床、惕而不安等精神症状。

以上这 4 组症状与仲景所说的大承气汤证甚为相合。用大承气汤原方，攻下实热，荡涤燥结，对于纠正呼吸衰竭，改善精神症状，疗效甚佳。另外，采用本方治疗肺炎、肺脓肿、慢性支气管炎、支气管扩张、肺间质纤维化并感染等疾病，在发病过程中，尤其是在发病的中后期，如见潮热，或日晡所发热，腹胀满、大便硬，脉滑数、舌苔黄燥者，疗效亦佳。

小柴胡汤

【组成】柴胡半斤　黄芩三两　人参三两　半夏半升（洗）　甘草（炙）生姜各三两（切）　大枣十二枚（擘）

【用法】上七味，以水一斗二升，煮取六升，去滓，再煎，取三升，温服一升，日三服。若胸中烦而不呕者，去半夏、人参，加瓜蒌实一枚；若渴，去半夏，加人参，合前成四两半，瓜蒌根四两；若腹中痛者，去黄芩，加芍药三两；若胁下痞硬，去大枣，加牡蛎四两；若心下悸，小便不利者，去黄芩，加茯苓四两；若不渴，外有微热者，去人参，加桂枝三两，温覆微汗愈；若欬者，去人参、大枣、生姜，加五味子半升、干姜二两。

【功效】解郁利枢。

【方解】

本方为少阳枢机之剂，乃仲景开郁利气之首方。其药物组成可分为三组：一是柴胡配黄芩。柴胡微苦寒，感一阳春升之气而生，能直入少阳，升足少阳之清气，既解少阳经中之邪，又能疏利肝胆气机而推动六腑之气，具有推陈致新的作用；黄芩苦寒，善于清泄少阳胆腑火热。柴芩相配，一升一降，经腑同治，能使少阳气郁得达，火郁得发，郁开气活，则枢机自利。二是生姜配半夏，既能和胃止呕，又因为姜、夏味辛能散，有助于柴胡疏解少阳之郁滞。三是人参、大枣与甘草相配，味甘补中，一方面能鼓舞胃气以助少阳枢转之力，另一方面还能预补脾胃之气，以杜绝少阳邪气内传之路。全方既有祛邪之品，又有扶正之药，集寒热补泻于一体之中，具有升达少阳生气，疏解肝胆气郁的作用，能开郁调气而利升降出入之枢。枢转气活，则内外上下，表里阴阳之气得以通达和利，气血津液随之周流而布达于身体各部，从而气机调畅，脏腑安和。

摘自：刘渡舟．经方临证指南［M］．天津：天津科技出版社，1993：89.

【适应证】

1. 太阳病，十日以去，脉浮细而嗜卧者，外已解也，设胸满胁痛者，与小柴胡汤；脉但浮者，与麻黄汤。(37)

2. 伤寒五六日，中风，往来寒热，胸胁苦满，默默不欲饮食，心烦喜呕，或胸中烦而不呕，或渴，或腹中痛，或胁下痞硬，或心下悸、小便不利，或不渴、身有微热，或欬者，小柴胡汤主之。(96)

3. 血弱气尽，腠理开，邪气因入，与正气相搏，结于胁下，正邪纷争，往来寒热，休作有时，默默不欲饮食，脏腑相连，其痛必下，邪高痛下，故使呕也，小柴胡汤主之。(97)

4. 伤寒四五日，身热、恶风、颈项强、胁下满、手足温而渴者，小柴胡汤主之。(99)

5. 伤寒，阳脉涩，阴脉弦，法当腹中急痛，先与小建中汤，不瘥者，小柴胡汤主之。(100)

6. 伤寒中风，有柴胡证，但见一证便是，不必悉具。凡柴胡汤病证而下之，若柴胡证不罢者，复与柴胡汤，必蒸蒸而振，却复发热汗出而解。(101)

7. 太阳病，过经十余日，反二三下之。后四五日，柴胡证仍在者，先

与小柴胡。呕不止，心下急（一云呕止小安），郁郁微烦者，为未解也，与大柴胡汤下之则愈。(103)

8. 妇人中风，七八日续得寒热，发作有时，经水适断者，此为热入血室，其血必结，故使如疟状，发作有时，小柴胡汤主之。(144,《金匮要略》第二十二，1)

9. 伤寒五六日，头汗出、微恶寒、手足冷、心下满、口不欲食、大便硬、脉细者，此为阳微结，必有表，复有里也。脉沉，亦在里也。汗出，为阳微；假令纯阴结，不得复有外证，悉入在里，此为半在里半在外也。脉虽沉紧，不得为少阴病。所以然者，阴不得有汗，今头汗出，故知非少阴也，可与小柴胡汤；设不了了者，得屎而解。(148)

10. 伤寒五六日，呕而发热者，柴胡汤证具，而以他药下之，柴胡证仍在者，复与柴胡汤。此虽已下之，不为逆，必蒸蒸而振，却发热汗出而解。若心下满而硬痛者，此为结胸也，大陷胸汤主之。但满而不痛者，此为痞，柴胡不中与之，宜半夏泻心汤。(149)

11. 阳明病，发潮热，大便溏，小便自可，胸胁满不去者，与小柴胡汤。(229)

12. 阳明病，胁下硬满，不大便，而呕，舌上白苔者，可与小柴胡汤，上焦得通，津液得下，胃气因和，身濈然汗出而解。(230)

13. 阳明中风，脉弦浮大，而短气，腹都满，胁下及心痛，久按之，气不通，鼻干，不得汗，嗜卧，一身及目悉黄，小便难，有潮热，时时哕，耳前后肿。刺之小瘥，外不解，病过十日，脉续浮者，与小柴胡汤。(231)

14. 本太阳病，不解，转入少阳者，胁下硬满，干呕不能食，往来寒热，尚未吐下，脉沉紧者，与小柴胡汤。(266)

15. 呕而发热者，小柴胡汤主之。(379,《金匮要略》第十七，15)

16. 得病六七日，脉迟浮弱，恶风寒，手足温，医二三下之，不能食，而胁下满痛，面目及身黄，颈项强，小便难者，与柴胡汤，后必下重。本渴饮水而呕者，柴胡不中与也，食谷者哕。(98)

17. 伤寒瘥以后，更发热，小柴胡汤主之。脉浮者，以汗解之，脉沉实者，以下解之。(394)

18. 诸黄，腹痛而呕者，宜柴胡汤。必小柴胡汤。(《金匮要略》第十五，21)

19. 产妇郁冒，其脉微弱，不能食，大便反坚，但头汗出。所以然者，血虚而厥，厥而必冒，冒家欲解，必大汗出。以血虚下厥，孤阳上出，故头汗出。所以产妇喜汗出者，亡阴血虚，阳气独盛，故当汗出，阴阳乃复。大便坚，呕不能食，小柴胡汤主之。(《金匮要略》第二十一，2)

【名家拓展应用】

1. 感冒、流行性感冒以发热为主，或伴有寒热往来，口苦，咽干。舌质红，苔薄白，或薄黄，脉弦数。

2. 急性支气管炎症见咳嗽，咯少量白痰，口苦，咽干，或伴有发热。舌质红，苔薄白，脉弦。

3. 支气管哮喘喘息喉鸣，胸胁满闷，口苦，咽干。舌质红，苔薄白，脉弦。

【名家临证要点】

仲景凡用小柴胡汤治疗范围包括以下几个方面：①少阳病，往来寒热，胸胁苦满，默默不欲饮食，心烦喜呕及口苦，咽干，目眩等；②少阳病兼太阳表证；③少阳病兼阳明里证；④少阳病兼脾家气血不和；⑤厥阴病外出少阳；⑥阳微结证；⑦伤寒解后，更发热或胸满胁痛；⑧热入血室证；⑨黄疸病，腹痛而呕吐；⑩外感热病，呕而发热者；⑪妇人产后郁冒证。

陈瑞春：咳嗽治疗用小柴胡汤加味，用于治疗寒凉郁遏肺气、留邪于表之咳嗽。

江尔逊用小柴胡汤加制附子、巴戟天、桂枝、干姜、五味子（原方去黄芩）治阳虚感冒咳喘。症见恶风寒咳喘夜甚，痰多呕恶，胸闷纳呆，腰背冷痛，手足不温，舌苔白滑，脉弦紧。

汪新象治疗外感咳嗽，症见夜间咳甚或昼夜阵咳，咳吐沫痰或清稀痰，病程1周以上。组成：柴胡12g，黄芩12g，半夏10g，细辛6g，五味子10g，生姜或干姜10g，杏仁10g，枳壳10g，甘草6g。

刘渡舟治疗小柴胡汤证兼见咳逆，舌苔白而润，脉弦而缓，为寒饮束肺，肺气不温所致者，于本方减人参、大枣、生姜，加干姜、五味子。此方名柴胡姜味汤，同柴陷合方相互发明，一治痰热，一治寒饮，两相对照，前后呼应。

大柴胡汤

【组成】柴胡半斤　黄芩三两　芍药三两　半夏半升（洗）　生姜五两（切）　枳实四枚（炙）　大枣十二枚（擘）

【用法】上七味，以水一斗二升，煮取六升，去滓，再煎，温服一升，日三服。一方加大黄二两。若不加，恐不为大柴胡汤。

【功效】和解少阳，内泻热结。

【方解】

本方由小柴胡汤去人参、甘草加大黄、枳实、芍药而成。大黄配枳实，已具承气之功，以泻阳明实热；芍药配大黄，酸苦涌泻为阴，又能于土中伐木，平肝胆之火逆；枳实配芍药，为枳实芍药散，能破气和血。最妙之处在于重用生姜，既能和胃止呕，又能以其辛散上行之性牵制大黄峻猛速下之力，所以具有载药上行以和胃气的作用。诸药配合，共奏和解少阳、内泻热结之功，实为少阳阳明双解之剂。

【适应证】

1. 太阳病，过经十余日，反二三下之，后四五日，柴胡证仍在者，先与小柴胡汤。呕不止，心下急，郁郁微烦者，为未解也，与大柴胡汤，下之则愈。(103)

2. 伤寒十余日，热结在里，复往来寒热者，与大柴胡汤。(136)

3. 伤寒发热，汗出不解，心中痞硬，呕吐而下利者，大柴胡汤主之。(165)

4. 按之心下满痛者，此为实也，当下之，宜大柴胡汤。(《金匮要略》第十，12)

【名家拓展应用】

大柴胡汤常用于治疗支气管哮喘，发作时多为胸胁满闷、心烦、情绪波动后发作或加重，故病在少阳；且多伴有大便秘或大便不畅，口渴等阳明内盛症状，本病发作时多在夜间或在夜间病情加重，这是病在血分的表现。从以上辨证来看，本病多在少阳阳明二经，同时兼有瘀血宿根。大柴胡汤配合活血药既可清泻少阳及阳明二经之实热，又能祛除瘀血宿根。

【名家临证要点】

大柴胡汤治热咳，其辨证主要抓住“肺与大肠相表里”。大肠结热，腑气难通，上逆犯肺，引起热咳。以本方输导肠腑实热结滞，一旦腑气通畅，则肺气肃降，邪热随之而去，故热咳自止。

胡希恕将瘀血视为支气管哮喘的主因之一，胡老认为：原有瘀血潜伏于体内，一旦外感或伤食或七情变化，诱导瘀血上犯肝肺而发哮喘。若不祛瘀，则哮喘将经久不愈，常用大柴胡汤合桂枝茯苓丸或合桃核承气汤加减。

大柴胡汤与小陷胸汤合方具有解痉、止痛、消炎、化痰、活血等功效，黄煌临证常用来治疗支气管哮喘伴有肺部感染而出现胸闷、发热、腹痛、咯黄脓痰者，疗效确切。

柴胡桂枝汤

【组成】 桂枝一两半（去皮）　黄芩一两半　人参一两半　甘草一两（炙）　半夏二合半（洗）　芍药一两半　大枣六枚（擘）　生姜一两半（切）　柴胡四两

【用法】 上九味，以水七升，煮取三升，去滓，温服一升。本云：人参汤，作如桂枝法，加半夏、柴胡、黄芩，复如柴胡法。今用人参作半剂。

【功效】 和解少阳，兼以表散。

【方解】

本方由小柴胡汤与桂枝汤合方减半量组成。方用小柴胡汤和解少阳枢机，扶正祛邪；用桂枝汤解肌祛风，调和营卫，以解太阳未尽之表邪。诸药合用共成太少表里双解之剂。

【主治】

伤寒六七日，发热、微恶寒、肢节烦疼、微呕、心下支结、外证未去者，柴胡桂枝汤主之。（146）

【名家拓展应用】

刘渡舟运用柴胡桂枝汤治疗体虚感冒经验：多数体虚感冒的病人临床表现不太明显，仅仅自觉体倦困乏，稍受风寒，就会出现感冒症状，但多数病人只是打喷嚏、流鼻涕，稍觉恶寒，少见发热症状。往往是一次感冒未愈，下一次感冒又起，长年累月，反复发作。对于这种感冒，单纯发汗，则正气愈伤，病必不愈。刘老认为体虚感冒为营卫不和、卫外功能失健，其病邪涉及少阳半表半里，正气已现不足，为太阳与少阳两经之病，治疗当两经兼顾，方能取得良好效果，柴胡桂枝汤为正治之方。

摘自：张保伟．刘渡舟教授用柴胡桂枝汤治疗顽疾选萃［J］．中医药学刊，2001，19（4）：305.

【名家临证要点】

柴胡桂枝汤是小柴胡汤与桂枝汤的合方，既具小柴胡汤解郁利枢之功，又兼桂枝汤调和营卫、调理气血阴阳之能。临床上多用于以下病证：①少阳病证与太阳病证同时并见，即胸胁苦满或胁背作痛而又见有发热恶寒，或肢节烦疼等，用本方效果甚佳；②肝气窜证，发病特点是患者自觉有一股气在胁脘胸背，甚至四肢流窜，或上或下，或左或右，或前或后。凡气所窜之处，则觉疼痛或胀满，用本方有特效；③本方去大枣、人参，加鳖甲、牡蛎、红花、茜草等软坚化瘀之药，治疗慢性肝炎、肝脾肿大及早期肝硬化等，出现腹胀、胁痛如针刺、面色黧黑、舌质紫暗或有瘀斑等证，坚持久服，常有良效。

摘自：刘渡舟，经方临证指南［M］．天津：天津科技出版社，1993：95.

陈瑞春认为此方调理阴阳，和解表里，调和营卫，疏肝泻胆，健运脾胃，补益气血，是一张不用补药的保健良方。临床运用，高热可治，低热能平，尤其是老年体弱之人，有病可治，无病可防。运用时可据体质不同，气虚加黄芪，血虚加地、芍，纳呆加麦芽，食滞加厚朴、神曲，药随证变，权宜加减，可使本方变通为补益良方。尤以治内伤、外感之发热，功效见长。

真武汤

【组成】茯苓、芍药、生姜各三两（切）　白术二两　附子一枚（炮，去皮，破八片）

【用法】上五味，以水八升，煮取三升，去滓，温服七合，日三服。

【功效】温阳利水。

【方解】

真武汤，又称玄武汤。玄武为北方镇水之神，因本方有扶阳祛寒镇水之功，所以名为真武汤。本方由炮附子、芍药、茯苓、白术和生姜组成。方中炮附子温振少阴阳气，肾阳复则下焦气化启动，自能蒸腾水邪，使水有所主；白术苦温燥湿，健脾制水，使水有所制；茯苓淡渗利水，佐白术健脾，脾机运转，则水湿下渗；生姜宣散水气，助附子布阳；芍药活血脉、利小便，并兼制姜、附燥烈之性，使水有所去。五味合用，共奏温阳利水之功。

【适应证】

1. 太阳病发汗，汗出不解，其人仍发热，心下悸，头眩，身瞤动，振振欲擗地者，真武汤主之。(82)

2. 少阴病，二三日不已，至四五日，腹痛，小便不利，四肢沉重疼痛，自下利者，此为有水气，其人或咳，或小便利，或下利，或呕者，真武汤主之。(316)

【名家拓展应用】

1. 治疗慢性阻塞性肺疾病咳嗽，喘息，或咯吐大量白色泡沫痰，畏寒背冷。舌质淡咳痰量多清稀，苔白，脉沉弱。

2. 慢性肺源性心脏病喘息，咳嗽，咳痰量多清稀，背寒畏冷，心悸，双下肢水肿，小便不利。舌质淡，苔白，沉弱。

3. 慢性支气管炎，久咳不已、甚则喘息、痰多稀白、白苔水滑、脉沉弦，属阳虚水寒射肺者，本方加五味子、细辛、款冬花，以干姜易生姜。

【名家临证要点】

用于少阴阳虚有寒、水气不化，即“阳虚水泛”证。临床表现有心悸、腹痛、下利、小便不利、四肢沉重疼痛、甚则水肿，或咳、喘、呕等。

阳虚动水，一般用苓桂剂治疗，如果病及于肾，阳气虚衰，心悸头眩站立不稳振振欲擗地，则必须用真武汤治疗。服用真武汤后，肾阳得温，而水气犹未能尽化，则用苓桂温药和之。

洪广祥治疗肺源性心脏病，症见咳喘加重，痰量增多，神疲乏力，食欲减退，并无明显恶寒发热之症，渐至唇周及肢末发绀，颜面及下肢浮肿，尿少，不能平卧，需依赖输氧以维持呼吸，肺部可闻及湿啰音或哮鸣音等。用真武汤加味：制附子 10g，茯苓 20g，白术 15g，红参 10g，干姜 6g，泽泻 20g，山茱萸 10g，葶苈子 15g，牡荆子 10g，青皮 15g，陈皮 15g，生大黄 10g，桃仁 10g，水蛭胶囊 4 个。若兼有气阴两虚可选加生脉散。

赵锡武认为慢性肺源性心脏病以心肾阳虚为本，痰饮喘咳为标，故亦以本方灵活配伍，如表证轻，心肾阳虚为主时，宜温肺利水，方用真武汤合越婢汤加减，若兼心肺气阴不足，可合生脉散益气生津。此类病证，赵老认定心、肺、肾三脏俱病，而主要矛盾是心肾阳虚，选用真武汤为主方者，目的在振奋已衰之阳，以收利水消肿之效。

半夏厚朴汤

【组成】 半夏一升　厚朴三两　茯苓四两　生姜五两　干苏叶二两

【用法】 上五味，以水七升，煮取四升，分温四服，日三夜一服。

【功效】 行气散结，降逆化痰。

【方解】

方以半夏为君辛温，化痰散结，和胃降逆；以厚朴为臣，辛苦温，宣郁散结，燥湿除满；茯苓甘淡，健脾渗湿，助半夏化痰散结；生姜辛温，和胃止呕散结；苏叶辛温，芳香疏散，行气解郁，共为佐使。

【适应证】

妇人咽中如有炙脔，半夏厚朴汤主之。(《金匮要略》第二十二，5)

【名家拓展应用】

此方用于水饮上逆导致的顽固性咳嗽：症见咳嗽，口干不欲饮、咯痰、两胁胀、苔白厚腻、脉滑细。冯世伦认为本方辨证要点："外邪内饮所致胸满、胸痛、恶寒、咽堵、咳逆者"。

【名家临证要点】

半夏厚朴汤本为治疗妇人咽中如有炙脔而设，具有辛开苦降，理气降逆除痰之功，临床见到有咽喉不利，恶心呕吐，胸闷腹胀，眩晕心悸等症状时，即可使用。广泛用于因气滞痰结，寒湿中阻病机引起之各种复杂疾病。

胡希恕认为此方为小半夏加茯苓汤更加厚朴、苏叶消胀行气之品，故治小半夏加茯苓汤证而满闷气结者。如以苏子代苏叶效果更良。

肾气丸

【组成】 干地黄八两　薯蓣（山药）　山茱萸各四两　泽泻　牡丹皮　茯苓各三两　桂枝 附子（炮）各一两

【用法】 上八味，末之，炼蜜和丸梧子大。酒下十五丸，日再服。

【功效】 化气利水。

【方解】

本方功能补肾阴，助肾阳，利水邪。方中附子温阳补火；桂枝温通阳气，二药相合，补肾阳而助气化。干地黄滋阴补肾生精，配伍山茱萸、山药补肝养脾益精，以使阴生阳长。泽泻、茯苓利水渗湿，配桂枝又善温化痰饮；丹皮活血散瘀，伍桂枝可调血分之滞，此三味寓补于泻，可制纯补留邪之患。诸药合用，助阳化气，滋阴生气，补而不滞。

【适应证】

1. 崔氏八味丸：治脚气上入，少腹不仁。(《金匮要略》第五)

2. 虚劳腰痛，少腹拘急，小便不利者，八味肾气丸主之。(《金匮要略》第六，15)

3. 夫短气有微饮，当从小便去之，苓桂术甘汤主之；肾气丸亦主之。(《金匮要略》第十二，17)

4. 男子消渴，小便反多，以饮一斗，小便一斗，肾气丸主之。(《金匮要略》第十三，3)

5. 问曰：妇人病，饮食如故，烦热不得卧而反倚息者，何也？师曰：此名转胞，不得溺也，以胞系了戾，故致此病。但利小便则愈，宜肾气丸主之。(《金匮要略》第二十二，19)

【名家拓展应用】

肾气丸为补肾的祖方、主方，临床应用极其广泛，凡虚劳病、肾阴阳两虚或肾虚水湿为患者，皆可以本方加减治之。现多用于治疗肾炎水肿、癃闭、淋证、慢性咳喘、糖尿病等，以及妇科、男科、耳鼻喉科等辨证属肾阴阳两虚者。另外，在服用激素的同时或撤激素时服用肾气丸，可预防或治疗撤激素综合征。

【名家临证要点】

任应秋用加味肾气丸（肉桂、附片、山药、山萸、泽泻、茯苓、炒白果、五味子、干地黄、补骨脂）治肾虚咳喘。症见气喘而呼长吸短，动则更甚，汗出肢冷，脉虚舌淡者。此类痰饮咳喘之病，其标在肺，其本在肾。本方所主之咳喘短气，乃因肾阳虚衰，气不化水，聚而成饮，痰饮上泛，肺失宣降所致，故取法肾气丸，复加五味子、白果、补骨脂以增强补肾纳气之功。

俞长荣实践体会，方中加胆星一味可增强疗效；若再加地龙干10g，雄黄粉0.6g（另送），可治嗜酸性细胞增多症气喘。

颜正华常用肾气丸合苓桂术甘汤加减治疗肾阳不足型咳嗽，见咳嗽反复发作、痰涎清稀、头晕心悸、畏寒肢冷，兼小便不利、舌苔白润、脉沉滑为主症者。

射干麻黄汤

【组成】射干十三枚（一法三两）　麻黄四两　生姜四两　细辛　紫菀　款冬花各三两　五味子半升　大枣七枚　半夏大者八枚（洗）（一法半升）

【用法】上九味，以水一斗二升，先煮麻黄两沸，去上沫，内诸药，煮取三升，分温三服。

【功效】散寒降逆，祛痰开结。

【方解】

射干麻黄汤实际上就是小青龙汤去桂枝、芍药、甘草、干姜，加射干、紫菀、款冬花、生姜、大枣而成。方中射干消寒痰，散结气，降逆气而主咳逆上气。射干配伍麻黄主要是温化寒痰所致的气逆咳喘，消除咳而上气，痰气互结而产生的喉中痰鸣如水鸡声。半夏、细辛温化寒饮，涤痰降逆气。紫菀、款冬花为《神农本草经》的中品，温而不热，润而不燥，寒热皆宜，是温化寒痰常用的对药，紫菀化痰力强，款冬花止咳力胜，紫菀专能开泄肺郁，定咳降逆，款冬花顺肺中之气，又清肺中之血，二者常相须为用。用生姜在于宣散表邪，散水气，因为去掉桂枝以后，生姜还有一定的发散外邪作用，同时也能散水气。五味子酸收肺气，收敛麻黄、细辛之过散，大枣安中扶正，调和诸药，诸药合用，共奏止咳、化痰、平喘、散寒之功。

【适应证】

咳而上气，喉中水鸡声，射干麻黄汤主之。(《金匮要略》第七，6)

【名家拓展应用】

1. 支气管哮喘症见喘息喉鸣，胸闷憋气，咳嗽，咯吐白痰，畏寒背冷，遇寒则咳喘加重或诱发，舌淡苔薄白，脉滑。

2. 慢性支气管炎症见咳嗽，气喘，喉间痰鸣，胸胁满闷，或吐痰涎，遇寒则咳喘加重或诱发，舌淡苔薄白，脉滑。

3. 外寒内饮型腺病毒肺炎。

【名家临证要点】

本方证是以寒饮郁肺，肺气不宣，痰阻气道为主要病机的病证。症见发热恶寒，咳嗽喘息，喉中痰鸣，痰多清稀，常伴胸膈满闷，甚则不能平卧，舌苔白滑，脉浮弦。

射干麻黄汤临床上主要用于外寒内饮的“寒咳”，如咳嗽咳痰，色白清稀量多，背部寒冷等，特别适用于痰气互结，肺气上逆所致咳嗽喘急，排痰困难，喉中痰鸣较为明显的病证，对于外寒较轻，内在的痰饮较重，饮重于寒，或没有表证的咳嗽痰喘均可应用。

运用射干麻黄汤治疗呼吸病应掌握如下应用指征：①喘息咳嗽，以喘而喉中痰鸣为主。②咯白色泡沫痰，或咯白痰、清稀痰。③恶寒，或畏寒，或背冷，或遇寒咳喘发作或加重。④舌质淡，苔白润或白滑。以上具备三条即可选用。射干麻黄汤是治疗寒哮的专方，兼有喷嚏、流清涕者，加辛夷、苍耳子；慢性喘息性支气管炎加苏子、葶苈子。临床上可根据不同的疾病进行加减应用。

任应秋用加味射干麻黄汤（射干、麻黄、生姜、细辛、清半夏）治咳痰气急，喉中有明显痰鸣声，胸中满闷，口淡无味，舌苔白腻，脉滑属痰湿壅肺之候。任老以此加味，温肺逐饮，化痰降逆，擅治寒饮咳喘。

皂荚丸

【组成】皂荚八两（刮去皮，用酥炙）

【用法】上一味，末之，蜜丸梧子大，以枣膏和汤服三丸，日三夜一服。

【功效】涤痰利气，宣壅导滞。

【方解】

皂荚辛咸温有小毒。常用于祛除风痰、除湿毒、杀虫、通经络。

【适应证】

咳逆上气，时时吐唾浊，但坐不得眠，皂荚丸主之。(《金匮要略》第七，7)

【名家拓展应用】

本方常用于治疗急性支气管炎、顽固性哮喘、喉风、肺心病、肺痈、中风等证属痰涎壅塞，形气俱实者。其适应证是：咳嗽痰多，稠黏如胶，但坐不得眠，咯吐不爽，胸闷或痛连胸胁，大便难，脉滑苔黏等。

【名家临证要点】

张庆宇用皂荚丸治肺胀，症见胸部憋胀，不能平卧，咯痰白粘胶固，难以咯出。皂荚，味辛性温，入肺与大肠二经，功专涤痰开窍，且有通便之能，使表里通畅，肺气得降。《本草求真》谓："其力能涤垢除腻，洁净脏腑"。故痰浊胶粘，阻塞气道非此药不可。白蜜为丸，枣汤送服，缓药性之烈以护胃。因药性峻烈，必须掌握以下指征，方可应用，否则不宜轻投。1. 喘咳胸憋，不能平卧为主证。2. 痰浊胶粘难咯，或咯出大量痰后喘息减轻。3. 胸廓圆隆如桶状。皂荚丸为涤痰峻剂疗效确切，价廉易得，使用方便。病人服皂荚丸后，痰液变稀易咯。大便溏，日 2~4 次不等。病人往往因之而喘憋减，腹胀，纳差等证亦随之而除，全身情况好转，除个别病人有咽痒或轻度恶心外，未见损伤正气之弊病。肺胀为本虚标实之证，皂荚丸只治痰浊阻塞而致喘憋之标。证情缓解后需调补肺、脾、肾以固本善后，可选用参蛤散，金匮肾气丸，麦门冬汤等。

厚朴麻黄汤

【组成】厚朴五两　麻黄四两　石膏如鸡子大　杏仁半升　半夏半升　干姜二两　细辛二两　小麦一升　五味子半升

【用法】上九味，以水一斗二升，先煮小麦熟，去滓，内诸药，煮取三升，温服一升，日三服。

【功效】宣肺散饮，止逆除烦。

【方解】

君厚朴以疏敦阜之土，俾脾气健运而水自下泄，麻黄开皮毛之结以散表寒，杏仁、半夏、干姜、细辛，五味以化痰涤饮而祛肺逆，石膏反佐，领热药入寒水中，使水饮得遂就下之性而防上逆水火相击之患。小麦护心养液，先煮者寓生而性锐攻邪，熟而性缓养正之意也。

【适应证】

咳而脉浮者，厚朴麻黄汤主之。(《金匮要略》第七，8)

【名家拓展应用】

1. 支气管哮喘本方可用于治疗支气管哮喘寒热错杂证，症见咳嗽，喘息喉鸣，胸满，胸闷，烦躁，口干欲饮水。舌质淡，苔薄黄，脉滑。

2. 慢性阻塞性肺疾病咳喘日久不愈，反复发作，咳吐白黏痰，难以咯出，胸满，胸闷，口干欲饮水，舌淡，苔薄黄，脉滑。

3. 慢性阻塞性肺源性心脏病咳嗽，喘息，动则更甚，咳痰黏稠，胸满，胸闷，畏寒背冷，心烦，心悸，脘腹胀满，双下肢水肿，小便不利。舌质淡，苔薄黄，脉沉弱，或沉数。

【名家临证要点】

厚朴麻黄汤主治饮邪挟热，上迫于肺之证。由于饮邪挟热，反充外，导致脉浮之显现。本条叙证过简，以药测证，当有：咳喘气逆，痰声漉漉，胸满烦躁，咽喉不利，倚息不能平卧，或见但头汗出，脉浮苔滑等。厚朴麻黄汤为小青龙加石膏汤之变方，为后者去桂枝、芍药、甘草，加厚朴、杏仁、小麦而成。其特点是：①用麻黄配石膏，以发越饮热。②麻黄不辅桂枝，可见不为解表之用，而为平喘之需。③去芍药、甘草，以防酸甘敛邪而使饮聚。④加厚朴、杏仁，且重用厚朴，以增强化饮平喘之力。⑤用小麦则有甘草扶正之用，而无甘草敛邪之弊，又可助石膏以除烦热。以方药分析，可知本证“脉浮”并不一定是表证表现，而是本证病势趋向于上、外也。临床上，凡饮热犯肺，或寒饮化热犯肺之咳喘证，皆可使用本方而不必拘泥于表证之有无、脉浮之现否。

厚朴麻黄汤证为病程较长，复感新邪，咳嗽、咳痰或气喘，脉浮。胸部满闷明显常为主证，喉中痰鸣，如水鸡声者加射干；咳则心痛，喉中介介如梗状，咽肿、喉痹者加牛蒡子；或可恶寒发热，无汗，表重者加桂枝，表轻者减麻黄；心下痞坚，坚甚者加葶苈子。

赵锡武治支气管哮喘咯黄痰，出热汗，脉滑数有力者，用麻黄 9g，厚朴 9g，杏仁 9g，干姜 9g，细辛 9g，五味子 9g，白术 12g，石膏 9~30g，大枣 7 枚，浮小麦 30g。气虚加党参，喘甚加白果，痰多加二陈汤。

泽漆汤

【组成】半夏半升　紫参五两（一作紫菀）　泽漆三斤（以东流水五斗，煮取

一斗五升） 生姜五两 白前五两 甘草 黄芩 人参 桂枝各三两

【用法】上九味，㕮咀，内泽漆汁中，煮取五升，温服五合，至夜尽。

【功效】逐水通阳，止咳平喘。

【方解】

方中泽漆逐水，桂枝通阳，半夏、生姜散水降逆，紫菀、白前止咳平喘，水饮泛滥，中土必先损伤，故以人参、甘草扶正培土，土旺即能制水，水饮久留，每挟郁热，故又佐以黄芩清热。

【适应证】

咳而脉沉者，泽漆汤主之。（《金匮要略》第七，9）

【名家拓展应用】

1. 慢性阻塞性肺疾病反复咳嗽，喘息，日久不愈，动则喘甚，咯白乳痰，难以咯出，口干，大便干结。舌质暗，可有瘀斑或瘀点，苔薄黄，脉沉。

2. 慢性肺源性心脏病咳嗽，喘息，动则更甚，咳痰黏稠，心烦，心悸，脘腹胀满，双下肢水肿，小便不利。口唇紫绀，舌质暗淡，有瘀斑或瘀点，苔薄黄，脉沉。

【名家临证要点】

泽漆汤主治水饮内停，喘咳身肿之证。本方证与厚朴麻黄汤证比较，咳喘虽同，但热邪轻而水邪重，病势向里故见脉沉。故主用泽漆通里以逐水，紫参通利二便，余药培土化饮，止咳平喘。本方下趋力猛，因势利导，临床用于水饮充盛之候，其效为优。

全方具有利湿化痰散结、扶正祛瘀攻毒的功效，能达到扶正驱邪，温清并用的效果，有抗肺癌转移，提高免疫等功能，适用于虚实寒热错杂的痰饮毒结而致的肺癌。如加强攻毒效果，加守宫 2 条、蜂房 15g；痰湿毒结者加浙贝母 12g，全瓜蒌 30g，白花蛇舌草 30g；脾虚者加四君子汤；脾虚而有痰湿者加六君子汤；结合现代研究用药加红豆杉等。

痰饮咳喘兼有外邪者，宜依证选用厚朴麻黄汤、射干麻黄汤、小青龙汤治之。若无外邪，寒多者，则宜苓甘五味姜辛夏辈。若胃虚有寒热而身现浮肿者，宜本方。

麦门冬汤

【组成】麦门冬七升　半夏一升　人参二两　甘草二两　粳米三合　大枣十二枚

【用法】上六味，以水一斗二升，煮取六升，温服一升，日三夜一服。

【功效】清养肺胃，止逆下气。

【方解】

方中重用麦冬为君，甘寒清润，既养肺胃之阴，又清肺胃虚热。人参益气生津为臣。佐以甘草、粳米、大枣益气养胃，合人参益胃生津，胃津充足，自能上归于肺，此正“培土生金”之法。肺胃阴虚，虚火上炎，不仅气机逆上，而且进一步灼津为涎，故又佐以半夏降逆下气，化其痰涎，虽属温燥之品，但用量很轻，与大剂麦门冬配伍，则其燥性减而降逆之用存，且能开胃行津以润肺，又使麦门冬滋而不腻，相反相成。甘草并能润肺利咽，调和诸药，兼作使药。

【适应证】

火逆上气，咽喉不利，止逆下气，麦门冬汤主之。（《金匮要略》第七，10）

【名家拓展应用】

1. 本方是治疗肺痿的主方。以咳唾涎沫，短气喘促，舌干红少苔，脉虚数为证治要点。

2. 若阴伤甚者，可加北沙参、玉竹以养阴液。对于胃阴不足，胃脘灼热而痛，口干呕逆者，亦可用本方加减。

3. 可用治慢性支气管炎、支气管扩张、慢性咽喉炎、矽肺、肺结核等，属肺胃阴虚，气火上逆者。亦治胃及十二指肠溃疡、慢性萎缩性胃炎，属胃阴不足，气逆呕吐者。

【名家临证要点】

张之文：结合临床的实际情况，对麦门冬汤加减化裁，形成加味麦门冬汤，方由麻黄、麦冬、生地、紫菀、前胡、桔梗、金银花、刺蒺藜、黄芪等组成，主要用于急慢性支气管炎、各种肺炎、支气管哮喘、结核等所致咳嗽，以阴虚型治疗效果尤佳。患者常有咳嗽，痰少，或干咳，胸闷，咽部不适，面部潮红，甚或气紧咽痒，舌红少苔，脉细等基本表现。若咳痰黄稠，大便略干，脉数，则肺之余热尚未净，宜增入桑白皮、地骨皮；若咳痰不爽，痰黏难出，加贝母、竹茹等化痰；若咳嗽较久，可加百部敛肺止咳；或患者大便稀溏，则宜去生地，改用北沙参等润肺，并适当减少金银花、黄芪的剂量；若咳嗽较甚，伴胸闷，则宜增强开宣肺气之力，加杏仁、款冬花、草蔻子等；若伴咽喉不适明显，察咽部充血，可去生地，加牛蒡子、马勃等。

颜正华治疗久咳不已或初咳，呛咳较剧，无痰或少痰时，常应用本方加减，宣肺与肃肺药同用，即使邪外有出路，又不致损伤肺气。

葶苈大枣泻肺汤

【组成】 葶苈（熬令黄色，捣丸）如弹子大　大枣十二枚

【用法】 上先以水三升，煮枣取二升，去枣，内葶苈，煮取一升，顿服。

【功效】泻水逐痰。

【方解】

葶苈子苦寒泻肺，善开泄肺气，清降逐痰；大枣甘温，安中扶正，缓和药性。

【适应证】

1. 肺痈，喘不得卧，葶苈大枣泻肺汤主之。(《金匮要略》第七，11)

2. 肺痈胸满胀，一身面目浮肿，鼻塞清涕出，不闻香臭酸辛，咳逆上气，喘鸣迫塞，葶苈大枣泻肺汤主之。(《金匮要略》第七，15)

3. 支饮不得息，葶苈大枣泻肺汤主之。(《金匮要略》第十二，27)

【名家拓展应用】

1. 肺脓肿的成脓期，症见咳嗽气急，胸满，胸痛，发热，汗出烦躁，咳吐浊痰，痰有腥味，甚则咯吐脓血，咽燥或渴或不渴。舌红，苔黄，脉滑数。

2. 慢性支气管肺炎，症见咳嗽，喘息，胸满，不能平卧，甚则须倚物呼吸，痰量多而性状呈泡沫状，久咳可呈面目浮肿。舌红，苔黄腻，脉弦。

3. 支气管哮喘咳嗽，气喘，喉中痰鸣，胸部满闷，痰难咯出。舌质红，苔薄黄，脉数。

【名家临证要点】

本方为泻肺峻剂，适用于肺痈初起，表证已解，而脓尚未成，或脓已成，而肺气壅滞特甚，属于形气俱实者。虚者不可用之。

若兼有表证者，可“先服小青龙汤一剂”以解表邪，再服葶苈大枣泻肺汤宣肺除饮。

颜德馨临床体会，慢性支气管炎急性发作之由于风燥痰热引致者，证见咳嗽，咽痒，痰黏难出，脉滑数，舌红，苔黄腻，一般宣肃之品皆无效果。大剂宣风肃肺，直泻肺金之热，一鼓而下，往往立竿见影。用麻杏石甘汤加葶苈子治咳嗽初起失宣，或用麻醉镇咳药太早者，久咳不已，亦验。咽痒乃风热内寄的表现，葶苈子泻肺，釜底抽薪，风热不解即为肺实，亦治未病之意。

现在临床多用于肺心病等而见水肿、胸满、喘息等证属实邪壅肺者。肺炎痈脓、渗出性胸膜炎等造成胸腔积液者，亦可加减治之。

越婢加半夏汤

【组成】麻黄六两　石膏半斤　生姜三两　大枣十五枚　甘草二两　半夏半升

【用法】上六味，以水六升，先煮麻黄，去上沫，内诸药，煮取三升，分温三服。

【功效】宣肺清热，降逆平喘。

【方解】

方中麻黄宣肺散寒化饮。石膏清泻郁热。生姜散水化饮。半夏醒脾燥湿，降泄浊逆，降肺而通调水道。甘草、大枣，既补益中气，又充养肺气，更能燮理清热而不寒凝。

【适应证】

咳而上气，此为肺胀，其人喘，目如脱状，脉浮大者，越婢加半夏汤主之。（《金匮要略》第七，13）

【名家拓展应用】

1. 慢性阻塞性肺疾病用于慢性阻塞性肺疾病急性发作的寒热错杂证，症见咳嗽，气喘，两目胀突，犹如脱出之状，烦躁，口渴，痰多或黄或白。舌苔白或黄或黄白相兼，脉滑数。

2. 慢性肺源性心脏病症见咳嗽，气喘，两目胀突，犹如脱出之状，烦躁，口渴，咯吐白黏痰，口唇紫绀，颜面虚浮，双下肢水肿。舌苔白或黄或黄白相兼，脉滑数。

【名家临证要点】

本证为饮热壅肺，热甚于饮。其证以咳喘为主，且喘重于咳。因热壅饮聚，憋气严重，致使眼球胀突，犹如脱出之状，此实证之咳喘，故其脉必浮大有力。治以越婢加半夏汤清热蠲饮，降肺平喘。本方以越婢汤发越水气，兼清里热，加半夏以散水降逆。临床用于饮热壅肺之咳喘、水肿等证，效果甚优。

本方症乃由六淫邪热遏肺，并与痰浊饮邪互结不解，使患者发热、咳喘，呕吐痰涎，咳甚面部潮红，涕泪俱下。所以用越婢加半夏汤发泄，透达肺中邪火，同时蠲饮化痰。现代药理研究证明，麻黄、石膏有解热作用；半夏含甾体皂甙有镇咳作用；甘草含甘草甜素有抗炎、祛痰、镇咳作用。痰黏稠或色黄者加黄芩 6g，赤芍 5g，鲜竹沥 30ml（冲服）；咳嗽剧烈者加前胡、杏仁各 5g，僵蚕 10g。

董延瑶运用越婢加半夏汤加味（麻黄 9g，石膏 30g，法半夏 12g，甘草 9g，生姜 6g，大枣 12g，葶苈子 12g，白术 12g，杏仁 9g，茯苓 30g，陈皮 10g，桑白皮 9g）治疗肺心病，症见：半卧位，呼吸气喘，喉间痰声漉漉，唇舌暗微紫，苔白微黄而厚腻，脉濡滑小数，下肢膝以下凹陷水肿。

小青龙加石膏汤

【组成】麻黄　芍药　桂枝　细辛　甘草　干姜各三两　五味子　半夏各半升　石膏二两

【用法】上九味，以水一斗，先煮麻黄，去上沫，内诸药，煮取三升。

强人服一升，羸者减之，日三服，小儿服四合。

【功效】解表化饮，清热除烦。

【方解】

心下有水，麻黄、桂枝发汗以泄水于外，半夏、干姜，细辛温中以散水于内，芍药、五味子收逆气以平肝，甘草益脾土以制水，加石膏以去烦躁，兼能解肌出汗也。方中主用麻黄、桂枝相伍，发散风寒，宣通肺气；辅以干姜、细辛、半夏温肺通阳，化饮祛痰；佐以芍药益阴敛营，五味子温敛肺气，兼制君臣药之辛散温燥；更用甘草甘缓益气，调和于辛散与酸收、解表与温里之间。

【适应证】

肺胀，咳而上气，烦躁而喘，脉浮者，心下有水，小青龙加石膏汤主之。(《金匮要略》第七，14)

【名家拓展应用】

1. 治疗急性支气管炎发热，恶风寒，无汗，咳嗽或气喘，口渴，咯白痰。舌淡，苔薄黄而润，脉浮紧或浮滑。

2. 慢性支气管炎急性发作咳嗽或喘息，甚则不能平卧，咯白沫痰，或清稀痰，或白沫痰，无汗，畏寒背冷，或兼有恶寒、发热，或兼有心烦。舌淡，苔薄黄而润，脉浮紧或浮滑。

3. 支气管哮喘咳嗽，喘息，喉鸣，咯白沫痰，或少量白沫痰，难以咯出，畏寒，遇寒则咳喘加重。可兼有鼻痒，喷嚏，流清涕。舌淡，苔薄黄而润，脉浮紧或浮滑。

4. 咳嗽变异性哮喘咳嗽阵作，多发于晨间、睡前，或夜间，遇风或遇寒发作或加重，可兼有鼻痒，喷嚏，流清涕。舌淡，苔薄黄而润，脉浮紧或浮滑。

5. 慢性肺源性心脏病咳嗽喘息，甚则不能平卧，咯白沫痰，或清稀痰，无汗，畏寒背冷，心悸，双下肢水肿，甚则全身悉肿，或兼有恶寒、发热，或兼有烦躁。面色晦暗，口唇紫绀，舌暗淡，或有瘀斑，苔薄黄而润，脉浮紧或浮滑。

【名家临证要点】

本证为寒饮挟热，饮甚于热。其临床表现往往是咳喘并重，伴有烦躁、脉浮之证，并可见口渴、舌红、舌苔水滑等候。以其饮甚于热，故以小青龙加石膏汤治之。本方是由小青龙汤加石膏二两而成。小青龙汤本为解表温肺化饮之剂，主治“伤寒表不解，心下有水气”之证，即外寒里饮。今加石膏，刘渡舟教授认为，可使本方具有“寒热兼顾之能，燥而不伤之忧”。故“凡小青龙汤证的寒饮内留，日久郁而化热而见烦躁或其他热象，如脉滑，口渴，或舌红，苔水滑者，用之即效”。现多用于各种类型哮喘而见本方证者。

叶德铭治疗支气管哮喘证属寒哮，症见经常发作，气喘咳嗽，遇寒即发，气闭呼吸不调，卧难着枕，稍有发热，心烦，脉滑，舌红尖绛。治温肺化痰，止咳平喘。应用小青龙加石膏加减方，组成：生石膏 15g，麻黄 5g，桂枝 3g，生白芍 9g，生甘草 3g，杏仁 9g，生姜 3 片，五味子 3g，姜半夏 9g，旋覆梗 9g，炙细辛 2g，炒苏子 9g。

木防己汤

【组成】 木防己三两　石膏十二枚（如鸡子大）　桂枝二两　人参四两

【用法】 上四味，以水六升，煮取二升，分温再服。

【功效】 行气散饮。

【方解】

防己、桂枝一苦一辛，行水饮而散结气，可使心下痞坚消散；石膏辛凉以清郁热，其性沉降，可以镇饮邪之上逆；人参扶正补虚。药只四味，邪正兼顾，攻补兼施，面面俱到。

【适应证】

膈间支饮，其人喘满，心下痞坚，面色黧黑，其脉沉紧，得之数十日，医吐下之不愈，木防己汤主之。(《金匮要略》第十二，24)

【名家拓展应用】

1. 慢性阻塞性肺疾病，表现为喘息，面色黧黑，咳嗽，咯吐白沫痰，难以咳出，或瘀斑。脉沉弦。

2. 慢性肺源性心脏病，喘息，胸满，心下痞坚，面色黧黑，咳嗽，咯吐白黏痰，难以咳出，心悸，双下肢水肿。舌质暗淡，有瘀点或瘀斑，脉沉弦。

【名家临证要点】

木防己汤为张伯臾治疗正虚有内热饮之常用方剂，证以热饮为主，去桂枝人参，加芦根、薏仁、冬瓜仁、桃仁相合为《千金》苇茎汤，张老体会本方不专主肺痈，凡肺部感染证属痰热，皆可应用本方加味治疗，对痰饮化热、咳嗽日久、灼伤肺络而有瘀者尤为适合。

小半夏加茯苓汤

【组成】 半夏一升　生姜半斤　茯苓三两

【用法】 上三味，以水七升，煮取一升五合，分温再服。

【功效】 和胃止呕，引水下行。

【方解】

生半夏降逆止呕，生姜和胃散痞，加茯苓导水下行，以定眩悸。

【适应证】

1. 卒呕吐，心下痞，膈间有水，眩悸者，小半夏加茯苓汤主之。(《金

匮要略》第十二，30）

2. 先渴后呕，为水停心下，此属饮家，小半夏加茯苓汤主之。（《金匮要略》第十二，41）

【名家拓展应用】

本方常用于慢性支气管炎：症见咳痰清稀，可闻及痰鸣音，食纳不佳，面萎黄，体瘦。舌质偏淡，苔白滑腻。

【名家临证要点】

范中林用小半夏加茯苓汤治疗慢性支气管炎，辨证属手足太阴两脏同病，症见面黄、体瘦、食少、咳痰稀薄，肢冷，舌质偏淡，苔白滑厚腻，皆脾为湿困，失其健运，化源衰少之证，又为痰湿内蕴，上干于肺，致常年痰咳不止者。原方《金匮要略》用以主治痰饮咳嗽。方中半夏、生姜化饮降逆；加茯苓以去水安神。加甘草者，以助脾气，并配干姜以温中；痰多者，加紫菀、冬花者，更增消痰下气之效。

桂苓五味甘草汤

【组成】桂枝　茯苓四两　五味子半升　甘草三两（炙）

【用法】上四味，以水八升，煮取三升，去滓，分温三服。

【功效】平冲降逆，通阳利水。

【方解】

桂枝、甘草辛甘化阳，以平冲气；配茯苓引逆气下行；用五味子收敛耗散之气，使浮阳不致上浮。

【适应证】

青龙汤下已，多唾口燥，寸脉沉，尺脉微，手足厥逆，气从小腹上冲胸咽，手足痹，其面翕热如醉状，因复下流阴股，小便难，时复冒者，与

茯苓桂枝五味甘草汤，治其气冲。(《金匮要略》第十二，36)

【名家临证要点】

本方可用于因阳虚水停，引发冲气上逆的一些症状，其脉症可见咳嗽，唾痰涎，自觉气从小腹上冲胸咽，面部翕然如醉状，手足冷或麻木不仁，小便难，舌质淡，苔白腻或白滑，脉沉而微。

苓甘五味姜辛汤

【组成】 茯苓四两　甘草三两　干姜三两　细辛三两　五味子半升

【用法】 上五味，以水八升，煮取三升，去滓，温服半升，日三服。

【功效】 温肺散寒，化饮止咳。

【方解】

干姜配细辛温肺化饮；茯苓健脾利水；五味子收敛久咳耗散之肺气。本方可以治疗寒饮蕴肺而体质偏虚之人出现的咳喘症，其证候特点可见咳嗽，气喘，胸闷，痰多色白而清晰，背寒喜暖，苔多白滑，脉多弦迟。

【主治】

冲气即低，而反更咳胸满者，用桂苓五味甘草汤，去桂加干姜，细辛，以治其咳满。(《金匮要略》第十二，37)

【名家拓展应用】

1. 急、慢性支气管炎症见咳嗽，遇寒加重，或咳白沫痰，或咳痰清稀。舌淡，苔白，脉滑。

2. 咳嗽变异性哮喘症见咳嗽，多发于晨间或夜间，呈阵咳，遇寒加重，或遇寒发作。舌淡，苔白，脉滑。

【名家临证要点】

本方可以治疗寒饮蕴肺而体质偏虚之人出现的咳喘症，其证候特点可见咳嗽，气喘，胸闷，痰多色白而清晰，背寒喜暖，苔多白滑，脉多弦迟。

周兆林指出，治疗咳嗽变异型哮喘时应针对咳嗽的特点：咳嗽呈阵发性，多于晨间、夜间发作，其咳嗽遇寒即发或遇寒加重是辨证使用本方的基本依据，加入浮萍疗效更好，尤适应于儿童；用以治疗单纯型慢性支气管炎，应针对如下症状：咳嗽，咯白沫痰，或痰液清稀，畏寒背冷，或遇寒加重，证属肺阳亏虚者，若咳痰量多，痰有咸味，合用金水六君煎，多可取得满意疗效；肺间质纤维化属于中医学肺痿的范畴，证属虚寒肺痿者，症见咳嗽，多呈干咳，畏寒背冷，遇寒加重，当首选该方，因其包括了善治虚寒肺痿的甘草干姜汤，可明显增加临床疗效。

苓甘五味加姜辛半夏杏仁汤

【组成】 茯苓四两　甘草三两　五味子半升　干姜三两　细辛三两　半夏半升　杏仁半升（去皮尖）

【用法】 上七味，以水一斗，煮取三升，去滓，温服半升，日三服。

【功效】 温肺散寒，化饮降逆，宣利肺气。

【方解】

杏仁宣利肺气，利水消肿；半夏、细辛、干姜温化水饮；茯苓健脾渗湿；五味子收敛肺气；甘草调和诸药。

【适应证】

水去呕止，其人形肿者，加杏仁主之。其证应内麻黄，以其人遂痹，故不内之。若逆而内之者必厥，所以然者，以其人血虚，麻黄发其阳故也。（《金匮要略》第十二，39）

【名家拓展应用】

张之文治疗慢性支气管炎，偏于脾肾者，咳痰清稀，呈水样或泡沫状，晨起第一口痰比较黏，这只是因痰液经一夜蓄留所致，有些呈灰黑色痰，与环境污染有关，多为吸入大量灰尘，或长期大量吸烟所致，多伴喘息，畏寒食少，或有水肿，舌体胖大，苔白腻多津，或为水滑苔，常用苓甘五味加姜辛半夏杏仁汤。

【名家临证要点】

本方主治素体阳虚，寒饮内结，肺失宣降所致咳喘者，常见咳嗽，胸闷，或有颜面、肢体浮肿，舌淡苔白，脉弦等。

本方用杏仁宣降肺气，而不用麻黄宣肺利水消肿者，是因为患者已有气血虚、手足痹的现象，恐麻黄发散太过而致阳气损伤，变生他证。

乌梅丸

【组成】 乌梅三百枚　细辛六两　干姜十两　黄连十六两　当归四两　附子六两（炮去皮）　川椒四两（去汗）　桂枝六两（去皮）　人参六两　黄柏六两

【用法】 上十味，异捣筛，合治之。以苦酒渍乌梅一宿，去核，蒸之五升米下，饭熟，捣成泥，和药令相得，内臼中，与蜜杵二千下，丸如梧子大，先食饮服十丸，三服，稍加至二十丸。禁生冷滑臭等食。

【功效】 清上温下，安蛔止痛。

【方解】

方中重用味酸之乌梅，取其酸能安蛔，使蛔静则痛止，为君药；蛔动因于肠寒，蜀椒、细辛辛温，辛可伏蛔，温可祛寒，共为臣药；黄连、黄柏性味苦寒，苦能下蛔，寒能清解因蛔虫上扰，气机逆乱所生之热；附子、桂枝、干姜皆为辛热之品，既可增强温脏祛寒之功，亦有辛可制蛔之力；当归、人参补养气血，且合桂枝以养血通脉，以解四肢厥冷，均为佐药；以蜜为丸，甘缓和中，为使药。本方的配伍特点：一是酸苦辛并进，使“蛔得酸则静，得辛则伏，得苦则下”；二是寒热并用，邪正兼顾。

【适应证】

1. 伤寒脉微而厥，至七八日肤冷，其人躁，无暂安时者，此为藏厥，非蛔厥也。蛔厥者，其人当吐蛔。今病者静，而复时烦者，此为藏寒。蛔上入其膈，故烦，须臾复止；得食而呕，又烦者，蛔闻食臭出，其人常自吐蛔。蛔厥者，乌梅丸主之。又主久利。（338）

2. 蛔厥者，乌梅丸主之。（《金匮要略》第十九，8）

【名家拓展应用】

1. 慢性支气管炎：见下焦虚寒，上有实热，寒热错杂，标实本虚证者。

2. 激素依赖性哮喘：长期使用激素的病人，激素鼓动真阳虚浮于上，肝肾亏虚下。临床此类患者往往舌质、舌苔不均匀，一侧偏红，或者一侧舌苔明显偏厚，考虑即为营血不通，阴阳不通的表现，用此方往往可。

【名家临证要点】

乌梅丸为厥阴病主方。肝风内动是厥阴病证的重要病机。阴阳错杂（寒热错杂、虚实互见）与风气内动是厥阴主证的统一病理基础。（酸）敛肝熄风是厥阴主方的独特治法。内扰他脏是厥阴风动的显像特征。

李士懋认为乌梅丸的使用指征为：①脉弦按之减，此即肝馁弱之脉。弦脉亦可兼濡、缓、滑、数、细等，只要弦而按之无力，统为肝之阳气馁弱之脉。②症见由肝阳虚所引发的症状，只要有一二症即可。两条具备，即可用乌梅丸加减治之。